研修医・コメディカルのための
精神疾患の＊
薬物療法講義

LECTURES ON MEDICATION FOR
PSYCHIATRIC DISORDERS

編著 功刀 浩

Ψ 金剛出版

研修医・コメディカルのための
精神疾患の 薬物療法講義

LECTURES ON MEDICATION FOR
PSYCHIATRIC DISORDERS

編著 功刀 浩

Ψ 金剛出版

はじめに

　本書は，研修医やコメディカル・スタッフが気楽に読み進めて，読み終わったら自然と向精神薬療法の基本知識や精神科薬物療法の「考え方」が身につくことをめざして企画された本です。教科書ではありません。精神科治療薬についてまだ深くは知らない研修医や，臨床心理士，看護師などのコメディカル・スタッフを主な読者対象としております。向精神薬について勉強しておきたい内科など他科の先生がたにもお薦めできます。

　本書は，向精神薬を8つに大きく分類し，8回の講義の構成になっています。第1講－抗精神病薬，第2講－抗うつ薬，第3講－気分安定薬，第4講－抗不安薬，第5講－睡眠薬，第6講－中枢刺激薬とノルアドレナリン再取り込み阻害薬，第7講－抗てんかん薬，そして第8講－漢方薬です。向精神薬はこれで大体網羅されているといってよいでしょう。執筆は，それぞれの分野でのスペシャリストに講義風に書いていただきました。診療で何が大切なのかということから，学会の最新情報まで，実際に役に立つ情報が満載です。

　薬の解説では，有効性と副作用にとどまらず，似たような薬がいくつかある中で実際にどのように使い分ければよいか，適応外使用としてはどのようなものがあるか，精神療法や患者教育など他の治療法を薬物療法にどのように組み入れていくか，といった極めて実際的な側面を解説していただきました。そのほか，薬の発見の歴史，作用メカニズムに関するわかりやすい脳科学的な説明も加えました。

　薬の数は最小限に止め，臨床でよく使われるものを中心に書いていただきました。薬物名より商品名を覚えた方が実際には役立つということもあり，商品名を付記するようにしました。

　また，実際の処方イメージがわくように，症例を呈示していただきました。珍しい症例でなく，ありふれた例について，治療開

始から終結までの長期経過を記載していただきました。これを読んでいただければ，薬の作用や副作用の現れ方がよくわかるのではないかと思います。また，長期経過が書かれているため，初期投薬から治療終了に至るまでイメージできるようになるでしょう。また，薬物療法は，精神療法や患者教育と組み合わせることによって一層の効果を発揮します。他の治療法をどのように組み入れていくかについても具体的な症例でわかりやすく解説していただきました。

本書がこれから薬物療法を学ぼう，基本的なことを知っておこうという研修医やコメディカル・スタッフに役立つことを願ってやみません。本書を読むことによって精神科薬物療法の"技"を磨いていただければ幸いです。

2013年3月

国立精神・神経医療研究センター
功刀　浩

CONTENTS

はじめに ——————————————————— 功刀 浩　2

第1講　抗精神病薬 ——————— 三宅 誕実　宮本 聖也　9

抗精神病薬とは何か？／わかりやすい薬理学的・脳科学的知識／ケース・カンファランス（症例呈示）／おわりに

第2講　抗うつ薬 ——————————————— 功刀 浩　51

はじめに／うつ病治療のポイント／抗うつ薬とは何か？／抗うつ薬開発の歴史／主な抗うつ薬／使い方の要点／新しい抗うつ薬に差があるか？／副作用／抗うつ薬の使い分け／難治例の治療／薬理学的作用／モノアミン仮説の矛盾／神経栄養因子仮説／ケース・カンファランス／おわりに

第3講　気分安定薬 ————————————— 加藤 忠史　97

気分安定薬とは？／双極性障害とは？／なぜ予防が必要なのか？／リチウム／バルプロ酸／カルバマゼピン／ラモトリギン／非定型抗精神病薬／双極性障害にはなるべく使わないほうが良い薬 ── 抗うつ薬／おわりに

第4講　抗不安薬 ————————————— 中川 敦夫　109

不安とは何でしょうか？／不安の症状とは何でしょうか？／不安の生物学／抗不安薬とは何でしょうか？／抗不安薬の副作用／抗不安薬の使い分け／抗不安薬の処方の開始にあたって　実際の治療／まとめ

第5講　睡眠薬 —————————————— 田ヶ谷 浩邦　127

睡眠薬とは何か？── コンセプト：どのような病気／症状に使うのか？／適応外使用にはどのような病気／症状があるのか？／主な薬の種類にはどんなものがあるか？／主な副作用やそれに対する対処法は？／薬の使い分けはどのようにするか？／妊婦，高齢者，児童，併用薬など処方上の注意点は？／薬物療法と関連する精神療法や環境調整など他の治療法の要点は？／睡眠薬はどのように発見され，どのように改良されてきたのか？／わかりやすい薬理学的・脳科学的知識（動物実験を適宜含む）／ケース・カンファランス（症例呈示）

第6講　中枢刺激薬とノルアドレナリン再取り込み阻害薬
―――― 岡田　俊　157

> どのような症状に使うのか？――ADHDの脳内メカニズム／中枢刺激薬はなぜ効くのか？／メチルフェニデート徐放錠の副作用は？／メチルフェニデートの用量は？いつまで投与すべきか？／ノルアドレナリン再取り込み阻害薬はなぜ効くのか？／ノルアドレナリン再取り込み阻害薬の副作用は？／どのように使い分けるのか？／その他の治療の選択肢は？／薬物療法と行動療法の併用は？／まとめ

第7講　抗てんかん薬
―――― 遠藤　史人　市川　暁　渡邉　雅子　173

> てんかんとは何か？／特発性局在関連てんかん／症候性部分てんかん／特発性全般てんかん／症候性（潜因性）全般てんかん／特殊症候群／抗てんかん薬はどのように作用するのか？／抗てんかん薬はどのように使うか？／抗てんかん薬の副作用にはどのようなものがあるか？／てんかん重積状態の治療についてはどうするか？／抗てんかん薬のその他の使い方にはどのようなものがあるか？／法律上の問題について／看護上，どのようなことを注意すればよいか？／最後に

第8講　漢方薬
―――― 下田　哲也　195

> 漢方薬とは何か？／漢方の諸概念は実体のない感覚的なもの／漢方の指導原理／治療の実際／漢方薬理解のために／薬の使い分け――方剤の足し算・引き算，基本方剤から複雑なものへ／漢方薬の副作用／症例呈示および漢方的精神療法／まとめ

索引 ―――― 218
編者略歴・執筆者略歴 ―――― 228

研修医・コメディカルのための
精神疾患の
薬物療法講義

精神疾患の薬物療法講義

第1講
抗精神病薬

三宅 誕実
Nobumi Miyake

宮本 聖也
Seiya Miyamoto

抗精神病薬とは何か？

1. 抗精神病薬のコンセプト

　最初に，**抗精神病薬**（antipsychotic drugs）という薬の位置付けを，大きな枠組みから理解していきましょう。人間の心をコントロールしているのは，脳をはじめとする**中枢神経系**です。中枢神経系に作用して，精神や行動に影響を与える薬物を**向精神薬**（psychotropic drugs）といいます（図1）。抗精神病薬はそのなかのひとつであり，その名の通り**幻覚**（誰も人がいないのに声が聞こえる幻聴など）や**妄想**（訂正できない誤った不自然な考え）などの**精神病症状に対して効果をもつ薬物**の総称です。

　抗精神病薬は当初，**神経遮断薬**（neuroleptics）と呼ばれていました。この名称は，臨床に用いる通常の投与量において，患者が覚醒した状態で**鎮静効果**（意識を落とさないで穏やかにする）を示すという意味合いが含まれていました。そして，このような精神を安定化させる効果から，**精神安定剤**（トランキライザー：tranquilizer）という用語が使われることがあります。不安やイライラなどの改善を目的に使用され，効果が穏やかな抗不安薬を**マイナー・トランキライザー**（穏和精神安定剤）と呼ぶのに対し，抗精神病薬は**メジャー・トランキライザー**（強力精神安定剤）と呼ばれます。だから，精神科のスタッフが仕事中に「メジャーだと強すぎない？」なんて話していても，大リーグの話ではありません。ただし，この分類で注意が必要な点は，①メジャーとマイナーでは薬理作用がまったく異なっており，単純な効果の強弱ではないこと，②鎮静効果をほとんどもたない抗精神病薬もあること，③抗精神病薬は，マイナー・トランキライザーと異なり身体依存も精神依存も来たさないことです。

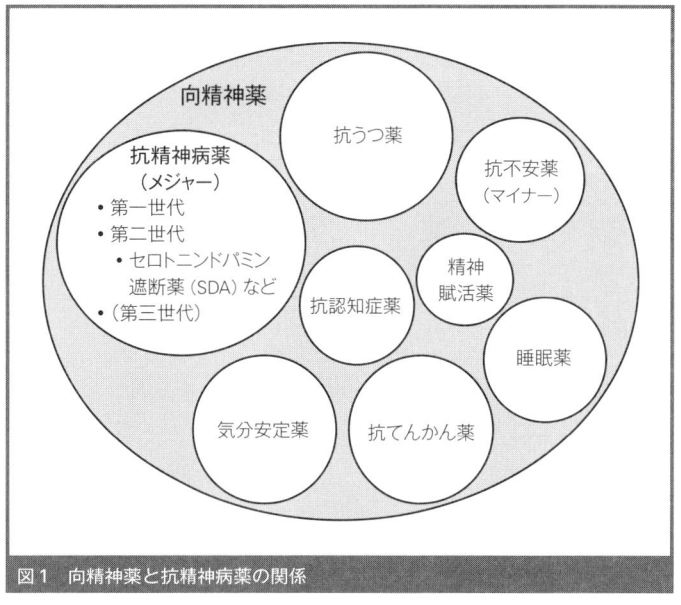

図1　向精神薬と抗精神病薬の関係

2. 抗精神病薬がはたらく疾患や病態は？

　抗精神病薬がはたらく（有効な）疾患の代表格は，**統合失調症**です。そのほか，統合失調感情障害（非定型精神病），短期（急性一過性）精神病性障害や妄想性障害といった**統合失調症圏の精神病性障害**をはじめとして，**双極性障害（躁うつ病）**や認知症の問題行動（暴力や徘徊など）にも有効です。さらには基礎疾患にかかわらず，**幻覚妄想状態や精神運動興奮**を呈する場合は，適応外で使用されます。また，脳の興奮状態を抑制させるはたらきを利用して，抗不安薬では取り除けないような**強度の不安や焦燥感**，さらには**極度のうつ状態や不眠，せん妄**に対する対処薬として利用される場合もあります。たくさんの病名や症状が出てきて，頭が痛くなったかもしれませんが，まず代表格である統合失調症について簡単に説明しましょう。というのも，これらの症状は，統合失調症で出現す

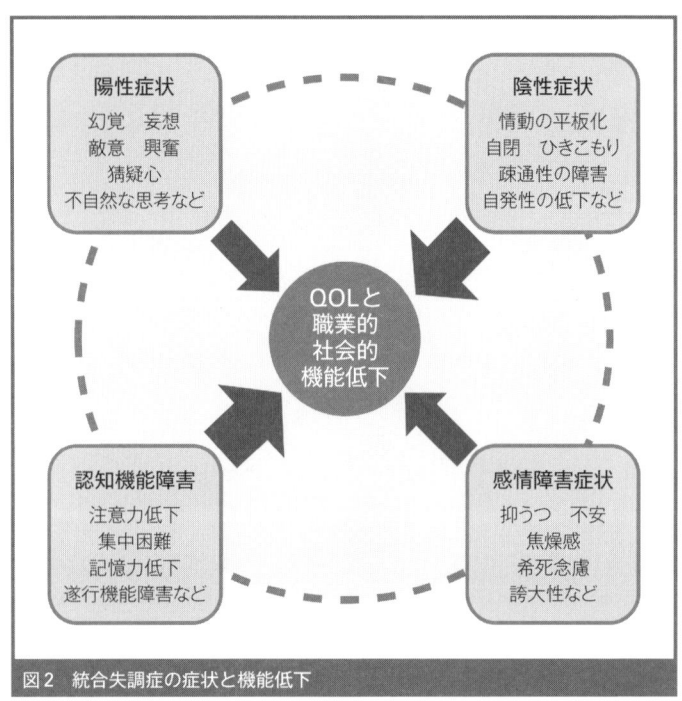

図2　統合失調症の症状と機能低下

る症状と重なる部分が多いからです。

　統合失調症は、生涯有病率（一生のうち一度はその病気にかかる割合）が一般人口の約0.8〜1%と決して稀ではなく、だいたい思春期から青年期に発症する慢性の精神疾患です。その症状は大きく4つに分けられ、①**陽性症状**（幻覚や妄想など）、②**陰性症状**（意欲低下、感情の平坦化や社会的ひきこもりなど）、③**認知機能障害**（注意力・記憶力の低下や問題解決能力の低下など）および④**感情障害症状**（不安・抑うつ気分や希死念慮など）があります（図2）。このうち、陰性症状や認知機能障害は、統合失調症患者の**生活の質（Quality of Life：QOL）や社会的・職業的機能**に密接に関わる中核的な症状であると考えられています。しかし、すべての抗精神病薬の標的（抗精神病作用）は主に陽性症状であり、陰性症状や認

知機能障害に対する効果は概して弱いと考えられています。またこの病気は、**再発や再燃を生じやすいため**、適切な治療が施されないと重症化して、患者の**人格水準は低下**し、**社会的・職業的機能は著しく低下**します。現在までの研究成果によって、複数の遺伝子異常や脳内のドパミンをはじめとする神経伝達物質の異常、脳形態や脳機能の異常が指摘されていますが、本質的な病因はいまだ解明されていません。したがって、抗精神病薬による薬物療法は、根治的な治療法ではないことに留意する必要があります（三宅・宮本，2010）。

3. 抗精神病薬の歴史（図3）

次に、抗精神病薬の歴史を紹介したいと思います。抗精神病薬の開発の歴史は、統合失調症の病態探索の歴史と表裏一体です。いかに抗精神病薬が進化してきたかを理解できれば、個々の薬剤をもっと身近に感じられると思います。抗精神病薬は、**一般名**で覚えたほうが何かと便利ですが、本稿では代表的な商品名も記載しました。

1 ── 最初の抗精神病薬クロルプロマジンの発見

抗精神病薬開発の歴史において最も古い薬剤は、1950年に抗ヒスタミン薬として合成された**フェノチアジン系抗精神病薬のクロルプロマジン**（コントミン® など）です（天神ほか，2010）。当時、フランス人の外科医ラボリは、クロルプロマジンを麻酔補助薬として試験し、外科的侵襲によるショックを予防する最適な薬剤であると確認しました。このとき彼は、**クロルプロマジンのもつ鎮静作用**に注目し、兵士のストレス軽減（実際に朝鮮戦争に携帯）、人工冬眠や精神疾患の治療に応用することを考えました。当初、保守的な精神科医たちは、この考えに消極的でしたが、1952年早期には患者に用いられ、その劇的な効果を目にすることになったのです。すぐに精神病症状を有する患者において最初の臨床試験が

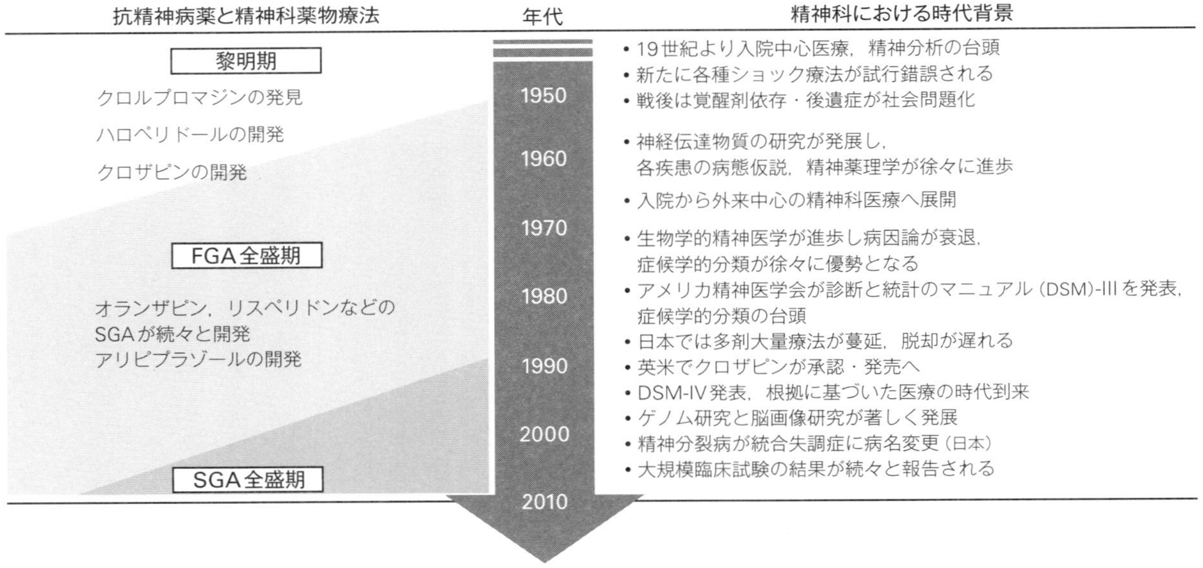

抗精神病薬と精神科薬物療法	年代	精神科における時代背景
黎明期 クロルプロマジンの発見 ハロペリドールの開発 クロザピンの開発	1950 1960 1970 1980	・19世紀より入院中心医療．精神分析の台頭 ・新たに各種ショック療法が試行錯誤される ・戦後は覚醒剤依存・後遺症が社会問題化 ・神経伝達物質の研究が発展し， 　各疾患の病態仮説．精神薬理学が徐々に進歩 ・入院から外来中心の精神医療へ展開 ・生物学的精神医学が進歩し病因論が衰退 ・症候学的分類が徐々に優勢となる ・アメリカ精神医学会診断と統計のマニュアル (DSM)-III を発表．
FGA全盛期 オランザピン，リスペリドンなどの SGAが続々と開発 アリピプラゾールの開発	1990 2000 2010	・症候学的分類の台頭 ・日本では多剤大量療法が蔓延．脱却が遅れる ・英米でクロザピンが承認・発売 ・DSM-IV発表．根拠に基づいた医療の時代到来 ・ゲノム研究と脳画像研究が著しく発展 ・精神分裂病研究が統合失調症に病名変更（日本） ・大規模臨床試験の結果が続々と報告される
SGA全盛期		

図3 抗精神病薬の歴史

行われ，クロルプロマジンは単純な鎮静作用を上回る効果をあげ，"ペニシリン（世界初の抗生物質）に匹敵する発見"などと騒がれるようになりました。そして，統合失調症などの多くの精神障害患者に積極的に用いられるなかで，抗精神病効果を有することが明らかとなりました。つまり，手探りの状況で使用されたクロルプロマジンが，その後の精神科薬物療法の潮流を変え，抗精神病薬開発の扉を開いたのです。

2 ── ハロペリドールの開発

一方，19世紀に合成された，中枢神経刺激作用のあるアンフェタミンなどの覚醒剤は，第2次世界大戦前から乱用されるようになり，統合失調症に似た幻覚妄想状態を起こすことが知られていました。1957年ベルギーのヤンセン博士は，このアンフェタミンによる動物の運動量亢進を抑える薬物として，ブチロフェノン系抗精神病薬のハロペリドール（セレネース®など）を開発しました。ここで，クロルプロマジンを，思いつきで転職して一気に成り上がった社長に例えるなら，ハロペリドールはたたき上げのなかで頭角を現した部長とでもいいましょうか。臨床現場では，社長派と部長派の社内抗争が幕を開けたわけですが，実際のクロルプロマジンは，精神運動興奮などの急性症状に対し鎮静的に作用するのに対し，ハロペリドールは幻覚妄想などの精神病症状に特に有効な薬物であり，鎮静作用は必ずしも強くありませんでした。1959年にランバート医師らは，このような臨床的実感に基づいて，クロルプロマジンを「低力価」「鎮静型」，ハロペリドールを「高力価」「鋭利型」の薬物とする，抗精神病薬の双極性分類を提唱しました（図4）。以後30年，統合失調症の薬物療法にこの分類が大きな影響を与え，本邦でも臨床医の処方の軸となりました。

3 ── ドパミン仮説と第一世代抗精神病薬の発展

1950年代から始まった抗精神病薬の開発がしのぎを削るなか，その薬理学的機序（どうして効くのか？）の解明も進みました。こ

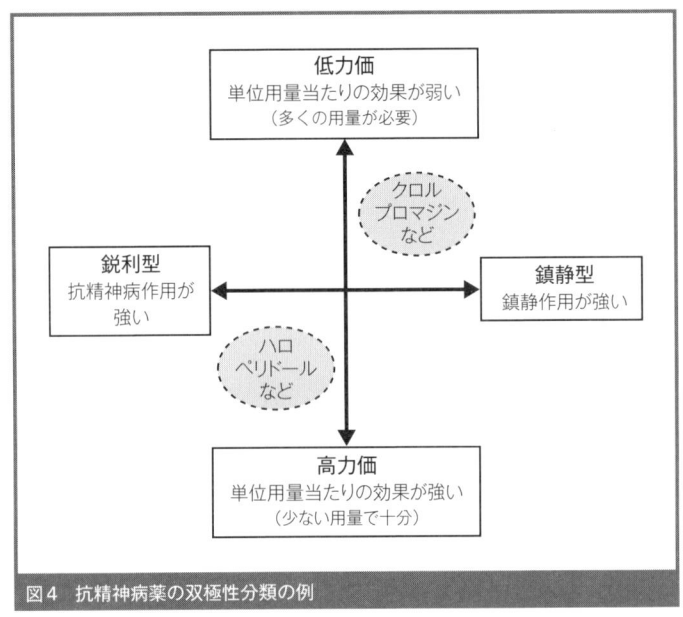

図4　抗精神病薬の双極性分類の例

こで重要な物質として注目されたのが，ドパミンです。後述しますが，ドパミンが脳内神経伝達物質であり，パーキンソン病に関与していることなどを発見し，この分野に大きく貢献した人物がカールソン博士で，実際彼は2000年にノーベル生理学・医学賞を受賞しています。彼は，1954年に抗精神病薬として登場したレセルピンの効果に着目し，1957年にはレセルピンが生体内でドパミンの量を減らすことを報告しました。また，1963年ハロペリドールとクロルプロマジンが脳内モノアミン（神経伝達物質の総称）の代謝産物を増加させることなどを報告し，抗精神病薬とドパミンの研究は急速に進みました。またロッサム博士によって，**抗精神病薬がドパミン受容体を遮断してはたらくことが示唆され**，統合失調症の代表的な病態仮説となる**ドパミン仮説（ドパミン神経の過剰興奮が統合失調症の病因）**が形作られていきました。そして，ベンザミド系，イミノジベンジル系などの抗精神病薬も多数開発され

ました。現在では，この時期の抗精神病薬をまとめて，**第一世代（定型もしくは従来型）抗精神病薬**（First-Generation Antipsychotics：FGA）と呼んでいます。基本的にすべてのFGAは，臨床**用量**（または血漿中濃度）と**ドパミン D_2 受容体遮断作用**が正の相関を示すため，より純粋な抗精神病効果を得るために，D_2 受容体遮断作用だけを追い求めた時代となりました。

4 ── 第一世代抗精神病薬の功績とジレンマ

FGAは，世界中で統合失調症治療を含む**精神科薬物療法に革命的進歩を与え，精神薬理学の発展に寄与**しました。それもそのはず，20世紀前半の精神医学では，精神分析にそぐわない患者は療養という名の下にアサイラム（精神病院）に"収容"されるのが治療だったからです。そして，当時はノーベル賞になるくらい斬新だった精神外科的手術のロボトミー，「インスリンショック療法」とか「マラリア療法」など，響きが怪しく実際危険だという，笑えない侵襲的治療の模索期でした。したがって，FGAが治療の主役となったのは当然といえば当然で，1960〜80年代の欧米では，FGAによる革命的統合失調症治療が精神科病床を削減する起爆剤となり，**入院中心の治療から外来中心の治療へ転換（＝脱施設化）**しました。そしてその影響は，精神分析的病因論（精神症状には必ず原因となる心的外傷がある）が中心だった精神疾患の診断学にも影響を与え，**症候学的分類による操作的診断基準や生物学的精神医学の発展**を招きました（図3）。

一方で，FGAの影の部分である副作用が問題化しました。すなわちFGAは，①アカシジア，薬剤性パーキンソン症状や遅発性ジスキネジアなどの急性および慢性の**錐体外路系副作用**（Extrapyramidal Side Effects：EPS）を高率に生じる，②乳汁分泌や性機能障害を生じる可能性のある**高プロラクチン血症**を起こす，③陰性症状や認知機能障害に対して無効あるいは増悪させたりする，などの宿命的問題点です。また本邦では特に，他の抗精神病薬との併用や大量投与という**多剤併用大量療法**が頻用される時代となり，欧米諸国

と比べると入院中心医療からの脱却が遅れてしまいます（そして現在も遅れています）。D₂受容体遮断作用だけの理論に基づく抗精神病薬開発の時代は、まさに臨界点を迎えました。

5 ── 新たな希望，第二世代抗精神病薬の原型クロザピン

話を少し戻しますが，実はFGAの開発が臨界点を迎える随分前に，新たな希望が誕生しました。まず，1950年代にクロルプロマジンの類似化合物を探すなかで，最初の抗うつ薬といわれるイミプラミン（トフラニール®など）が発見されます。そして，イミプラミンの類似薬の研究途上で1961年に合成されたのが**クロザピン（クロザリル®）**です。なんだか，「親戚のいとこが有名人」みたいな話ですが，この薬は**抗精神病効果をもちながらEPSをほとんど生じなかった**のです。ただ残念ながら，約1％の頻度で**無顆粒球症**という致死的な副作用が認められたため，世界中で販売・開発が一時中断されました。しかし，次第にクロザピンの薬理作用の研究が進むうちに，**D₂受容体遮断作用に比べて相対的に強いセロトニン5-HT₂A受容体遮断作用**が注目されるようになりました。そして1988年，米国のケーン教授らによって**治療抵抗性統合失調症**に対するクロルプロマジンとの二重盲検比較試験が行われ，クロザピンの優位性が証明されたのを受け，1990年に米国で発売されました。これを皮切りに，現在では厳密な副作用モニタリングのもと，世界約100カ国で市販されています。

6 ── 第二世代抗精神病薬の誕生と発展

さて，時代はドパミン至上主義から，**クロザピン類似の薬理学的プロフィールをもち，重大な副作用である無顆粒球症を生じない抗精神病薬**の開発へと展開しました。つまり，**D₂受容体遮断作用に比べて相対的に強い5-HT₂A受容体遮断作用やドパミン受容体以外の多くの受容体に作用する**ことが次のテーマでした。ここから，1982年に**オランザピン（ジプレキサ®）**，1985年に**クエチアピン（セロクエル®）**が合成されました。また，ハロペリドールを開発したヤンセ

ン博士は，5-HT$_{2A}$受容体遮断作用を有するピパンペロンが，陰性症状に比較的有効でEPSが少ないという事実に気づき，1984年に**セロトニン・ドパミン遮断薬**（Serotonin Dopamine Antagonist : SDA）の原型といえるリスペリドン（リスパダール®など）の開発を導きました。本邦でも1987年にSDAとしてペロスピロン（ルーラン®）が開発されました。これら新しい機序を有する薬剤は，**第二世代（非定型もしくは新規）抗精神病薬**（Second-Generation Antipsychotics : SGA）と呼ばれています。

7 ── そして現在へ

SGAは，FGAを上回る効果と安全性への期待をもって迎えられ，いまや**SGAは世界中の臨床現場で主流**となりました（図3）。しかし，歴史は繰り返すという言葉通り，SGAは顕著な**代謝性副作用**（体重増加や脂質異常など）や**高いコスト**という問題点が懸念され，新たな障壁として立ちはだかりました。また，SGAがFGAより陰性症状や認知機能障害に対して優れた効果をもつという近年のエビデンス（証拠）は，対照薬がほとんど高用量のハロペリドールだったことも問題でした。これらを含めて，大規模臨床試験などいろいろな角度から「SGAはFGAよりも本当に優れているのか」という疑問が検証されていますが，まだ決着はついていません。このような背景のなか，本邦では2006年にドパミン部分作動薬のアリピプラゾール（エビリファイ®），2008年にドパミン・セロトニン遮断薬（Dopamine Serotonin Antagonist : DSA）のブロナンセリン（ロナセン®），2011年にSDAのパリペリドン（インヴェガ®）など，新しい抗精神病薬が発売され，現在8種類のSGAが統合失調症の薬物治療に使われています。特に，アリピプラゾールは，世界で初めて既存の抗精神病薬とは異なるメカニズムでドパミン伝達の安定化作用を有しているため，**第三世代抗精神病薬**（Third-Generation Antipsychotic : TGA）と位置付ける流れもあります（Miyamoto et al., 2010）。

以上，還暦を迎えた抗精神病薬の歴史を簡単に振り返りました。

残念ながら，統合失調症の病態はまだ仮説の域を出ておらず，抗精神病薬は今もなお難題を抱えています。しかし，新しい有力な疾患仮説や医療用技術の発展によって，将来的により期待できる抗精神病薬が開発されつつあります（Miyamoto et al., 2010）。

4. 本邦で使用可能な抗精神病薬

1. 抗精神病薬の種類

では，現在使用できる抗精神病薬の特徴と使い方をもう少し詳しく学んでいきましょう。なお，ここでは統合失調症を前提とした薬物療法のポイントを述べます。表1に本邦で使用可能な抗精

表1 本邦で使用可能な抗精神病薬の一部

一般名	商品名®(mg)	薬価(円)	よくある処方(mg)／最安値(円／日)
【FGA】			
クロルプロマジン	コントミン (25)	9.2	50〜450/9.2〜46
ハロペリドール	セレネース (1.5)	9.4	3〜6/6.3〜12.6 注射 (5)/56〜96 (1回) デポ剤 (100)/2,870 (1回/月)
レボメプロマジン	レボトミン (25)	5.7	25〜200/5.6〜22.4 筋肉注射 (25)/58 (1回)
【SGA】			
オランザピン	ジプレキサ (10)	476.9	10〜20/476.9〜953.8 筋肉注射 (10)/2,067 (1回)
クエチアピン	セロクエル (25)	47.2	300〜600/476.5〜932.7
クロザピン	クロザリル (25)	85.3	200〜400/601.2〜1202.4
ブロナンセリン	ロナセン (4)	143.7	8〜16/269.6〜539.2
ペロスピロン	ルーラン (4)	23.1	12〜48/66.3〜242.4
リスペリドン	リスパダール (2)	68.6	2〜6/21.2〜63.6 内用液分包 (1)/67.4 (1回) コンスタ® (25)/23,520 (1回/2週)
パリペリドン	インヴェガ (3)	246.2	6〜12/452.8〜905.6
アリピプラゾール	エビリファイ (6)	179.3	3〜24/94.4〜681.4 内用液 (3)/286.2 (1回)

2012年12月時点（ジェネリック含む）

神病薬の一部を提示しました。FGA はここに提示した薬以外にもたくさんありますが，実際によく使われる注射製剤（筋肉・静脈注射など）を有している薬剤は限られます。一方，現在主流である SGA は，8種類すべて提示してあります。標準的な用量でのコストに関しても例をあげましたが，FGA と SGA では薬価がかなり違いますね。また，適応疾患に関して，欧米では SGA が統合失調症以外にも双極性障害（躁うつ病）を中心に適応資格を取得し，適応拡大する傾向にあります（表2）。しかし，本邦ではまだ，統合失調症以外は適応外処方となるものが多いです。

2. 薬の使い分けはどのようにするか？

さて抗精神病薬を選択する際には，重要なポイントが3つあります（図5）。まず，①患者の年齢，性別，症状，初回エピソードか反復エピソードかどうか，合併症の有無などから，患者個々に対する**リスクとベネフィット**（危険性と利益）を天秤にかけます。次に，②**アドヒアランス**（患者が服薬の意義を十分理解し，能動的に服薬継続を守る態度）**を予想して，服薬時間，服薬回数，投与方法や剤型を選択します。最後に③**長期予後（アウトカム）**を見通して，**費用対効果・有用性**（総合的な治療効果：effectiveness）を検討します。これらの絶妙なバランス感覚を，つねに意識するよう心がけましょう。

これらを踏まえた上で，現在国内外の薬物療法のガイドラインでは，初回エピソード症例に対する第一選択は，クロザピンを除く **SGA の単剤療法**です（Miyamoto et al., 2010）。抗精神病薬は，原則として**低用量から開始し，忍容性を見極めながら至適用量まで増**量します。多くのガイドラインが提示する効果判定期間は，おおむね **4〜12週間**であり，効果不十分の場合は，更なる増量か薬剤の変更を検討します。第二選択薬の多くは，別の作用機序をもつ SGA や FGA ですが，第三選択以降は狭義の治療抵抗例となるため，**クロザピンの単剤や併用療法**，**電気けいれん療法（ECT）**の併用，他の抗精神病薬や向精神薬による**併用・増強療法**などさまざま

表2　抗精神病薬の適応症（日米）

抗精神病薬	統合失調症 成人	統合失調症 若年期(13〜17歳)	急性双極性障害躁/混合性エピソード 成人	急性双極性障害躁/混合性エピソード 若年期(10〜17歳)	併用療法(リチウムorバルプロ酸)	急性双極性障害うつ病エピソード	双極性障害I型維持療法	興奮・焦燥(統合失調症/双極性障害I型躁病)	大うつ病	治療抵抗性うつ病	自閉症スペクトラム障害(5〜16歳)
FGA クロルプロマジン	●										
FGA ハロペリドール	●		◎								
FGA ペルフェナジン	●										
SGA クロザピン[a]	●										
SGA アリピプラゾール[b,c]	●	○	●	○	○		○				○ (6〜17歳)
SGA オランザピン[b,c]	●	○	●	○[g]	○	●[d]	○[e]	○	●[e]	○[d]	
SGA クエチアピン	●	○	○		○	○	○[e]／○[f]		○[e]		
SGA リスペリドン	●	○(+小児)						○			○

a 治療抵抗性統合失調症患者か自殺行動を繰り返す統合失調症患者
b 統合失調症の急性焦燥(興奮)に対する筋注
c 双極性障害の急性焦燥(興奮)に対する筋注(米国)
d フルオキセチンとの併用(米国)
e 併用療法
f 長期作用型注射製剤
g 13〜17歳

2012年12月時点　米国のみ：○　日米共通：●　日本のみ：◎

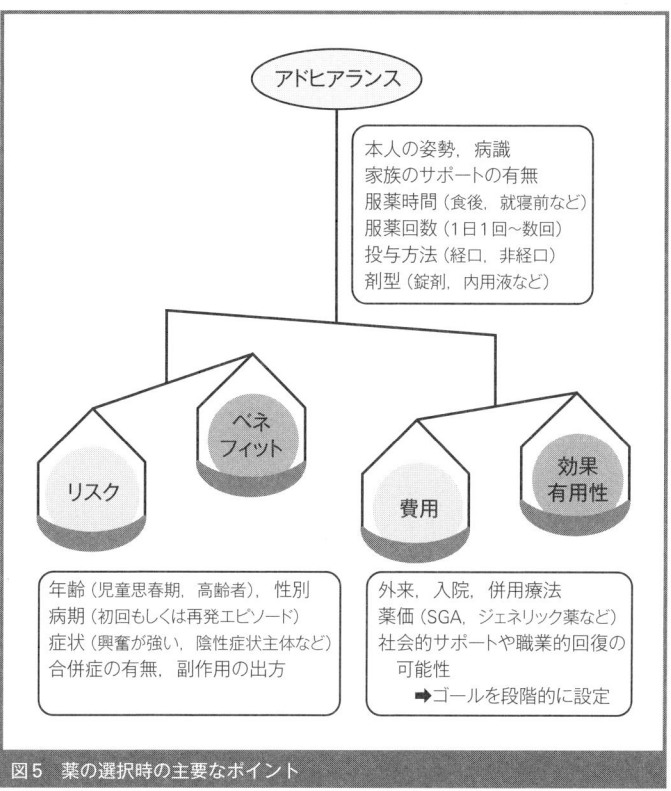

図5　薬の選択時の主要なポイント

です。また，**初回エピソードは通常より低用量から開始**し，再発・再燃を繰り返す反復エピソードの場合は，前者よりも高い用量設定が必要となる場合が多くなります（三宅・宮本，2010）。

　各薬剤それぞれの使い分けですが，近年実施された実地臨床を反映した大規模臨床試験の結果や，エビデンスレベルが高いメタ解析などの結果を鑑みると，以下の5つのポイントが重要と思われます。①クラス全体としてSGAは，FGAと比べて臨床症状，認知機能，QOLや費用対効果の点で有効性がより高いとはいえないものの，SGAのなかではオランザピンが最も高い**有用性**を有する可能性がある。②クロザピンは，治療抵抗性統合失調症に対

して最も高い有効性を示す。③治療反応性は**用量設定が鍵**となる。④ SGA は総じて FGA より EPS の発現リスクは低いが，代謝性副作用のリスクが高い。⑤ SGA の副作用プロフィールは薬剤ごとに異なり均一でない。したがって，各抗精神病薬の有効性の違いで判断するよりは，まず副作用プロフィールに焦点を当てて検討したほうが，合理的な薬物療法につながる最短ルートと考えられます（Miyamoto et al., 2010）。

3. 主な副作用と対処法

では早速，図6に抗精神病薬による主な副作用を提示します。このように，抗精神病薬の副作用は，全身に現れる可能性があるのですが，全部がバラバラというわけではなく，ある程度グループ分けできます。実は，すべての抗精神病薬は D_2 受容体だけでなく**いろいろな受容体に対する作用**をもっており，それらの強弱のバランスが効果と副作用に密接に関連しています。表3に，各受容体と関連する副作用をまとめて提示しました。これらは概して，

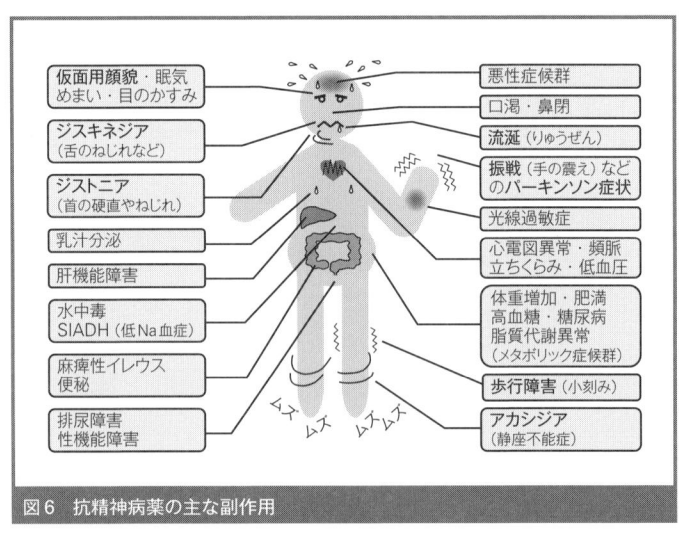

図6　抗精神病薬の主な副作用

表3　各受容体と関連する副作用

受容体の遮断	主な副作用	症状
ドパミン D_2 受容体	錐体外路症状（EPS）	急性：振戦, 歩行障害, 動作緩慢, 流涎, 筋強剛, アカシジア, ジストニア 慢性：遅発性ジスキネジア
	悪性症候群	異常発熱, 発汗, 筋強剛, ミオグロビン尿など
	高プロラクチン血症	乳汁分泌, 月経不順, 性機能障害
アドレナリン α_1 受容体	性機能障害	勃起障害, 射精障害, 持続性勃起
	循環器系症状	心電図変化（QTc延長）, 不整脈, 突然死
	低血圧	めまい, 立ちくらみ, ふらつき, 鎮静
ヒスタミン H_1 受容体	鎮静作用	眠気, 倦怠感
	肥満	体重増加, 耐糖能障害, 脂質代謝異常
セロトニン 5-HT_{2C} 受容体	肥満	体重増加, 耐糖能障害, 脂質代謝異常
ムスカリン性アセチルコリン M_1 受容体	自律神経症状	口渇, 便秘, 排尿障害, かすみ目など
	中枢神経症状	意識障害, 認知機能障害

抗精神病薬がそれぞれの受容体を遮断しすぎている場合に生じます。例えば，D_2受容体を遮断しすぎるとEPSが出現し，ヒスタミンH_1受容体やアドレナリンα_1受容体の遮断が強すぎると，鎮静作用が目立ちます。これらを念頭に，薬剤ごとの副作用プロフィールの特徴を把握しておく必要があります（表4）。FGAは一般的にSGAよりもD_2受容体を遮断しすぎているので，EPSや高プロラクチン血症の危険性がより高いことがわかります。一方SGAのなかでは，①リスペリドンが高プロラクチン血症を生じやすい点と，②クロザピンやオランザピンはよりメタボリック症候群につながる体重増加や脂質代謝異常を来たしやすい点をまず覚えておきましょう。

次に，これらの副作用に対する対処法ですが，基本的には副作用が出現したときは用量が高い可能性があるので，リスクとベネ

表4 各薬剤と関連する副作用

世代	FGA		SGA						(TGA)
抗精神病薬	ハロペリドール	ペルフェナジン	オランザピン	クエチアピン	クロザピン	ブロナンセリン	ペロスピロン	リスペリドン	パリペリドン	アリピプラゾール
EPS・遅発性ジスキネジア	+++	++	0～+	0	0	0～+	0～+	0～+	0～+	0～+
PRL上昇	+++	++	0	0	0	+	+	+++	++	0
体重増加	+	+	+++	++	+++	0	+	++	++	0
血糖異常	0	+?	+++	++	+++	++	0	++	++	0
脂質異常	0	+?	+++	++	+++	++	0	++	++	0
QTc延長	+	++	0	++	+++	0?	0?	+	+	0
過鎮静	++	+	+	++	+++	0～+	+	+	+	0～+
低血圧	0	+	+	++	+++	+	0	+	+	0
抗コリン性副作用	0	0	++	0	+++	0	0	0	0	0

+++：頻繁に生じる，++：時々生じる，+：軽度～たまに生じる，0：めったに生じない

Lehman et al. (2004) に加筆して作成

フィットを検討しながら，減量や別の薬剤への切り替えを検討します（Miyamoto et al., 2010）。副作用はアドヒアランスに悪影響を与える可能性がありますので，必ず患者と話し合いながら治療に積極的に参加してもらうよう心がけましょう。また，EPSやアカシジアなどに対して，抗コリン作用のある抗パーキンソン病薬や抗不安薬を併用して対処することがありますが，必ず短期間にとどめ，併用薬を漫然と使用しないことが重要です。なぜなら多くの併用薬を内服することは，副作用の上乗せやアドヒアランスの低下を招くからです。一方，特殊な治療が必要な副作用として，悪性症候群や抗利尿ホルモン不適合分泌症候群（SIADH）などがあります。SIADHとは，尿量を減少させる作用を持つホルモン（バソプレシン）が血漿浸透圧に対して不適切に分泌もしくは作用し，低ナトリウム血症や意識障害などを生じる症候群です。このような場合は，抗精神病薬が原因となっている可能性がありますので，速やかに中止する必要があります。

4．妊婦，高齢者，児童，併用薬など処方上の注意点は？

　妊娠・出産に際して，抗精神病薬の内服を継続するべきか否かは重要な問題です。まず，ほとんどの抗精神病薬は母体の血液中から容易に胎盤を通過するとともに，一部が母乳に分泌されます。抗精神病薬が胎児に及ぼす影響として，妊娠15週までは流産や催奇形性の危険性，妊娠16週以降は胎児毒性などの問題が指摘されています。FGAは，本邦添付文書上「投与しない」あるいは「投与しないことが望ましい」とされており，それぞれの薬剤で確認が必要です。また，SGAに関しては明らかに有害とされているデータを含む安全性情報が乏しく，アメリカ食品医薬品局の投与基準に準じ「カテゴリーC：潜在的な利益が胎児への潜在的危険性よりも大きい場合にのみ使用する」とされています。一方，統合失調症の場合，服薬中止後に精神症状の再発によって妊娠継続が困難となる場合もあります。したがって，催奇形性の観点から特に妊娠3カ月以内に薬物を服用しないことが理想的ですが，精

神症状の悪化の可能性および服薬を継続することのリスクとベネフィットを十分に説明し、患者や家族が納得した上で方針を決めていくという柔軟な治療姿勢（Shared Decision Making：SDM）が重要です（Miyamoto et al., 2008）。

　高齢者および児童に対しては、一般に成人常用量の**1/3〜1/2程度**という**低用量から使用する**のが原則です。また、本邦ではほとんどの抗精神病薬が**小児・児童に対して適応外**です（表2）。また高齢者に対しては、副作用・合併症のリスクが高く、アメリカ食品医薬品局も警告を出しています。特に、認知症の高齢者の問題行動（**徘徊**や**易怒興奮**など）や、**せん妄**（見当識障害と幻覚妄想など）に対して、長期間の抗精神病薬の使用は、**過鎮静による傾眠や転倒**、**嚥下障害による誤嚥性肺炎**などのリスクがあるため、家族と十分に話し合った上で対応する必要があります。

　併用薬に関して、身体合併症に対する薬など、内服せざるを得ない場合もありますが、原則として安易に併用薬を使い続けることは避ける必要があります。しつこいようですが、日本では諸外国と比べて、不眠や不安・焦燥に対する**睡眠薬**や**抗不安薬**の使用量も、飛びぬけて多いからです。同様に、衝動性が高い患者への**気分安定薬**、陰性症状や抑うつ症状への**抗うつ薬**、認知機能障害への**認知改善薬**などの**増強療法**の場合も、その有効性に関するエビデンスは十分確立されたわけではないので、判定期間を決めて漫然と続けないようにしましょう。また併用薬に関しては、必ず**薬物相互作用**を確認した上で治療計画を立てるようにしましょう。

5. 薬物療法と関連する他の治療法の要点は？

　現在の抗精神病薬を用いた薬物治療によって、約30〜70％の統合失調症患者が**寛解**（臨床的に問題ない程度まで改善）に到達すると推定されていますが、**約1/5〜1/3の患者は治療抵抗性**を示します。しかし、クロザピンでも治療抵抗例に有効なのは約30％の患者にすぎず、その効果には限界があります（Miyamoto et al., 2008）。このような治療抵抗性統合失調症の場合、**電気けいれん療法（ECT，**

通電療法とも呼ばれます）が有効な場合があります。この治療法は，薬物療法が台頭する以前の治療法ながら，現在も用いられている効果の高い療法です。ただし，その作用機序は完全に解明されていませんし，効果が長続きしないことが多いという課題があります。現在国際的には，全身麻酔下で行われる**修正型電気けいれん療法**（modified ECT：m-ECT）が主流となっています。

また，標準的な治療を受けた初回エピソード患者の多施設調査では，1年後の症状寛解率74%に対し，**機能的な回復率は51%**にすぎません。つまり，D_2受容体を標的とする現存の抗精神病薬の薬理作用のみでは，機能的回復すなわち社会復帰に重要な陰性症状や認知機能障害に対する改善効果が不十分なのです（三宅・宮本，2010）。これらの症状や機能低下に対して，**精神科デイケアの利用**，**社会生活技能訓練（SST）**や**作業療法**などの**心理社会的治療**（リハビリテーション）を組み合わせ，社会復帰を促進することがあります。このなかで近年注目されているのが，**認知行動療法**や**認知矯正療法**であり，薬物療法に併用した場合に増強効果が得られることが実証されています。

わかりやすい薬理学的・脳科学的知識

この項目では，現存するすべての抗精神病薬が作用するドパミンと受容体について，各SGAの特徴を含めた知識を深めていきましょう。

1. ドパミンとドパミン受容体

ドパミン（dopamine）とは，中枢神経系に存在する**モノアミン神経伝達物質**のひとつで，アドレナリンなどの前駆物質でもあり，運動調節，ホルモン調節，快の感情，意欲や学習など広範な**高次脳機能**に関わっています。ミクロの視点での活躍の舞台は，神経

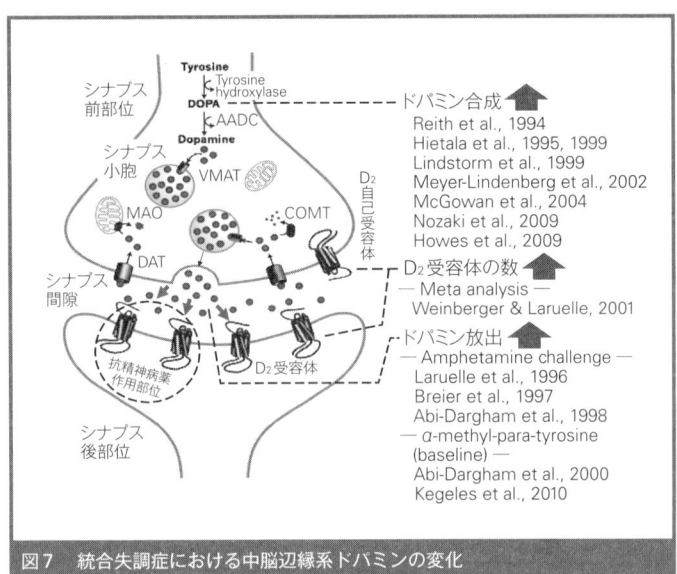

図7　統合失調症における中脳辺縁系ドパミンの変化

伝達物質がやりとりされる神経細胞同士の接合部位"シナプス"です。まず，**チロシン**（tyrosine）というアミノ酸が，チロシン・ヒドロキシラーゼ（tyrosine hydroxylase）によって**L-ドーパ**（L-DOPA）に変わり，芳香族アミノ酸脱炭酸酵素（AADC）のはたらきで，**ドパミンに合成**されます。その後，シナプス小胞モノアミントランスポーター（VMAT）により**シナプス小胞に一旦貯蔵**され，情報伝達の際にシナプス間隙に放出されます（図7）。シナプス間隙でドパミンがはたらく受容体には，情報伝達する側に**シナプス前部位**ドパミン自己受容体（ドパミンの合成と放出を抑制する役割），受け取る側に**シナプス後部位**ドパミン受容体が存在します。また，ドパミン受容体には D_1 から D_5 まで5種類のサブタイプが存在し，脳内の分布も異なります。一方，余分に放出されたドパミンは**ドパミン・トランスポーター**（DAT）によってシナプスに**再取り込み**されます。最終的には，カテコール-O-メチル基転移酵素（COMT）やモノアミン酸化酵素（MAO）などによって**分解**されます。統合

失調症では，これら一連のドパミン調節に関わる各部位で，**調節異常**が起きていると推測されています（図7）。

2. ドパミン神経経路のはたらき

今度は，マクロの視点でドパミンがはたらいている仕事場"ドパミン神経経路"をみると，①**中脳辺縁系**，②**中脳皮質系**，③**黒質線条体系**，④**漏斗下垂体系**という4つの経路があります（図8）。もちろん他の経路もありますが，まずこの4つを覚えましょう。

中脳辺縁系と中脳皮質系は，ともに**中脳の腹側被蓋野（A10）**から出発し，辺縁系は大脳辺縁系の腹側線条体の側坐核に，皮質系は**前頭前皮質や側頭葉皮質**に投射します。統合失調症のドパミン仮説では，この2つの経路で異常が生じていると推定されています。すなわち，①幻覚・妄想などの**陽性症状**は，中脳辺縁系におけるドパミン神経の過活動が生じて，神経終末からのドパミン合成・放出が増加し，シナプス後部位ドパミン D_2 受容体が過剰に刺激されて生じると推定され

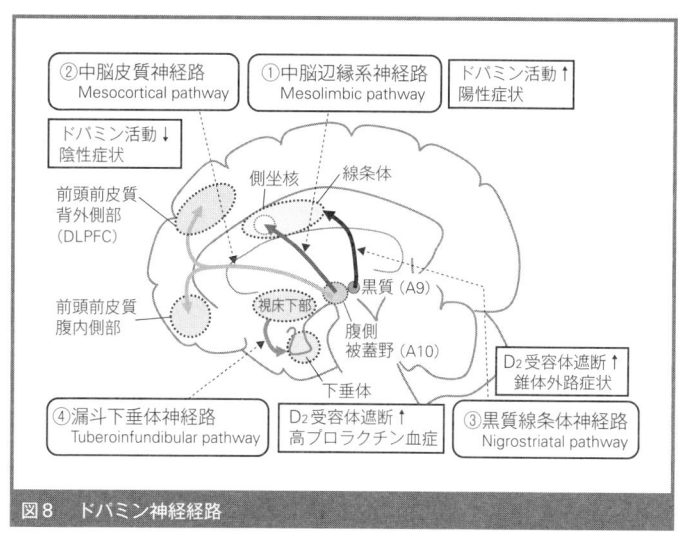

図8　ドパミン神経経路

ています（図7）。ただ，これを患者の脳内（in vivo：インビボ）でどう実証するのかが問題であり，長い間困難であると考えられていました。しかし，1990年代にはPET（Positron Emission Tomography）やSPECT（Single Photon Emission Computed Tomography）などを用いた脳画像研究が著しく発展し，患者の脳内の挙動が視覚的に把握できるようになりました。そして，ドパミン仮説を支持する証拠も集まっています（図7）。一方，②中脳皮質系ではドパミン神経の機能低下が生じ，陰性症状や認知機能障害と関連すると推測されていましたが，こちらもPETで前頭葉のD_1受容体機能が低下していると示唆されています。ただし，近年では興奮性アミノ酸であるグルタミン酸などの神経伝達物質が，統合失調症の病態仮説において重要な役割を担うことがわかり，これらのドパミン調節異常は原因ではなく，**最終共通経路**ではないかとも推察されています。

3. 抗精神病薬のはたらき方

さて抗精神病薬は，すべてシナプス後部位ドパミンD_2受容体に対して遮断作用を有し，中脳辺縁系のドパミンの過剰な伝達を阻害して精神病症状を緩和していると考えられています（図7）。インビトロ（in vitro：試験管内レベルの基礎実験）では，抗精神病薬の**臨床用量とD_2受容体遮断作用は正の相関**を示しますが，D_2受容体遮断作用が強ければ強いほど抗精神病効果が高まるというわけではありません。実際には，抗精神病薬の用量を上げていき，D_2受容体の遮断がある一定のレベルを超えると，**臨床効果は頭打ち**となり，**EPSや過鎮静などの副作用の発現頻度が増加**します。ここで重要なのが，③中脳の黒質（A9）から線条体に投射する黒質線条体系経路と，④視床下部から下垂体に投射する漏斗下垂体系経路であり，EPSおよび高プロラクチン血症などの副作用に関与しています（図8）。例えば，抗精神病薬によって黒質線条体経路が抑制され，ドパミンとアセチルコリンのバランスが崩れ，アセチルコ

リン優位になると，パーキンソン病と類似した EPS が出現します。そこで，抗コリン薬の併用によってアセチルコリンの作用を弱めることが，EPS の治療となりうるのです。

4. 抗精神病薬の受容体占拠率

では，前述の脳画像研究によって判明した事実から，実際に人間の脳内の D_2 受容体で抗精神病薬がどのような結合状態にあるかをみてみましょう。図9に示した通り，抗精神病薬の用量と D_2 受容体の占拠（遮断）率の関係は曲線関係です。そして，①抗精神病効果の出現には，線条体での D_2 受容体占拠率が 65〜70% 以上必要で，② 80% 以上占拠してしまうと，EPS の出現頻度が増加します。したがって，**治療効果を最大にして EPS を最小限にするための最適な線条体 D_2 受容体占拠率は**，65〜80% であることが判明したのです。この理論は非常に単純明快であり，抗精神病薬（特にFGA）の D_2 受容体遮断による最適な用量幅（至適用量）は案外せまい，と思っていただいてかまいません。もちろん各薬剤によって

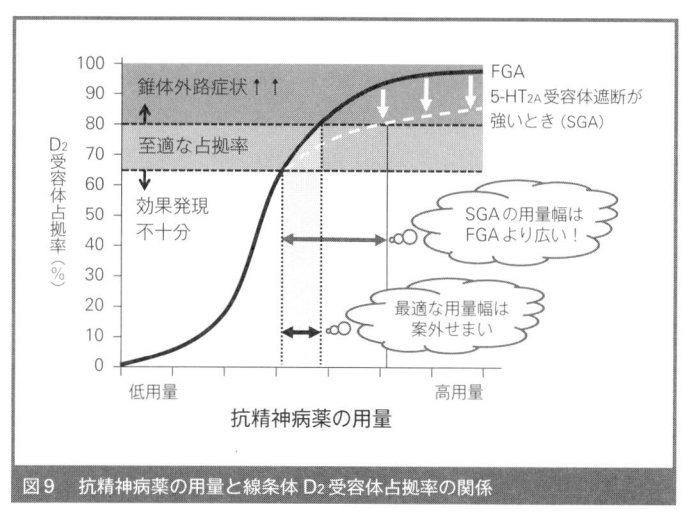

図9　抗精神病薬の用量と線条体 D_2 受容体占拠率の関係

違いはありますし，患者個々でいろいろな因子が複雑に関与しているのが現実ですが，FGAはほんの少し増量してもあっというまに80%の占拠率を超えてしまいますよという話です。一方，多くのPETやSPECT研究結果を分析したメタ解析では，線条体のD$_2$受容体占拠率は治療効果とEPSの発現に関与していますが，**大脳皮質のD$_2$/D$_3$受容体占拠率も抗精神病効果に関係する**と結論づけています。今後さらに，中脳辺縁系や中脳皮質系の脳画像研究が進展して，治療効果をより反映する真の標的部位が明らかになることが期待されます。

5. なぜSGAはEPSが少ないの？

ほとんどのSGAは，FGAの課題であったEPSや高プロラクチン血症を，有効治療用量内ではかなりの程度克服することに成功しました。こういったSGAの"非定型性（atypicality）"，すなわち**EPSを引き起こさない用量範囲内で抗精神病効果を示すという特性**に関して，薬理学的に大きく2つの仮説があります。すなわち，①「セロトニン−ドパミン仮説」と②「急速解離（fast dissociation）仮説」です（Miyamoto et al., 2008）。

まずメルツァー博士らは1989年に，①「**SGAの特徴はD$_2$受容体遮断作用に比べて5-HT$_{2A}$受容体遮断作用が相対的に強い**」とした，セロトニン−ドパミン仮説を提唱しました。ちなみにセロトニン受容体は，11種類のサブタイプ（5-HT$_{1A～7}$）が確認されており，5-HT$_{2A}$受容体はそのなかのひとつです。**表5**は各薬剤の受容体に対する結合力（親和性）の一覧ですが，多くのSGAがその特徴をもっていることがわかります。橋の縫線核を起始核とする**セロトニン神経は，黒質線条体系のドパミン神経に対して抑制的に作用**しています。つまり，ドパミン神経終末上の5-HT$_{2A}$受容体を遮断することで，ドパミン神経の抑制が解除（脱抑制）されてドパミンの放出を促進し，抗精神病薬によるD$_2$受容体遮断を一部緩和してEPSを軽減するという理論です。これにより，SGAはFGAより

表5 抗精神病薬の各受容体に対する親和性

世代	FGA		SGA							TGA
抗精神病薬	ハロペリドール	ペルフェナジン	オランザピン	クエチアピン	クロザピン	ブロナンセリン	ペロスピロン	リスペリドン	パリペリドン	アリピプラゾール
受容体										
D_1	+		++	-	+	-		+		-
D_2	++++	++++	+++	++	++	++++	++++	++++	++++	++++
D_3	+++	++++	++	-	+++	++++	++++	+++	+++	++++
D_4	+++	+	++	+	+++	++	++	+	+	+
$5-HT_{1A}$	-		-	-	-	-	+	-		++++
$5-HT_{2A}$	++	+++	++++	++	+++	++++	++++	++++	++++	+++
$5-HT_{2C}$	-	++	+++	-	++	++	++	++	+	-
$5-HT_6$	-	++	+++	++	+++	-	+	+	-	+
$5-HT_7$	+	++	++	+	++	++	+++	+++	+++	++
$α_1$	+++	-	+	++	++	+++	+++	++	+++	++
$α_2$	-	-	+	-	+	-	+	++	++	++
H_1	-	++	++++	+++	++++	-	+	++	-	-
M_1	-	-	+++	++	++++	-	-	-	-	-

++++：非常に強い，+++：強い，++：中等度，+：弱い，−：なし

Miyamoto et al. (2008) より引用改変

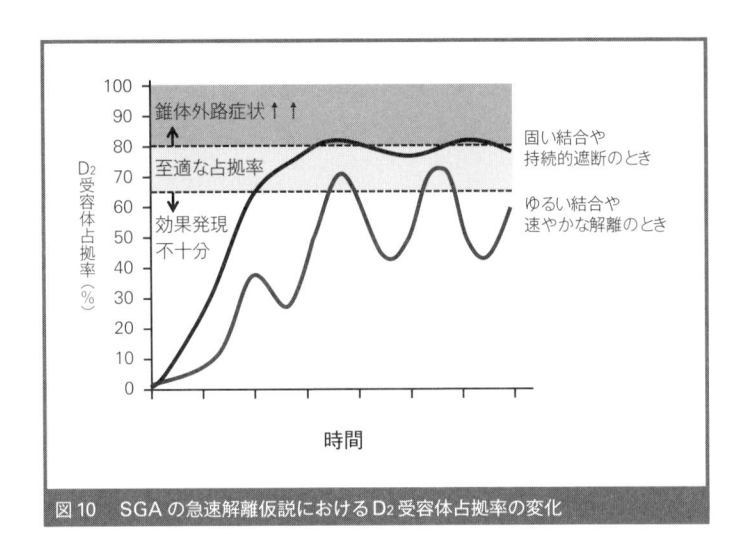

図10 SGAの急速解離仮説におけるD₂受容体占拠率の変化

至適用量幅が広くなり，臨床用量でのEPSに対する安全性が増しているのかもしれません（図9）。またD₂受容体遮断作用に5-HT$_{2A}$受容体遮断作用が加わると，**前頭前皮質や海馬でドパミンの放出が亢進して，陰性症状や認知機能障害に対して効果を発揮する**と推定されています。

　第2にいくつかのSGAは，FGAよりもD₂受容体遮断作用が弱いという特徴があります（表5）。抗精神病薬のD₂受容体に対する親和性の強さは，・内・因・性・の・ド・パ・ミ・ン・と・比・較・し・て**強い場合には固い結合（tight binding），弱い場合にはゆるい結合（loose binding）**と呼ばれます。また抗精神病薬とD₂受容体との結合－解離の時間経過に関して，脳画像研究や血漿中プロラクチン値の変動などにより，1日1回投与でも24時間以上D₂受容体遮断が持続する（sustained or continuous blockade）抗精神病薬と，24時間以内にD₂受容体の占拠率が速やかに低下する（transient blockade），あるいはD₂受容体から**速やかに解離する（fast dissociation）**薬物に分類されます（図10）。ここから，②抗精神病薬がいかに速くD₂受容体に結合するかよりも，D₂受容体からいかに速く解離するか（k_{off}で示す）が，

SGAの"非定型性"に重要であるとする「急速解離仮説」がカプール博士とシーマン博士らによって2001年に提唱されました。すなわち，すべての抗精神病薬は，D_2受容体からの解離の速度にかかわらず，その占拠率に応じて持続性にドパミン伝達を抑制します。しかし，D_2受容体から素早く解離できる薬剤は，ストレスなどによるドパミンの一過性の過剰放出（phasic bursts）に反応して速やかに置換することで，ドパミン伝達をより生理的に近い状態に保持できると考えたのです。"Loose binding"は，内因性のドパミンよりD_2受容体に対する親和性が弱いクロザピン，クエチアピン，オランザピンでEPSが少ない理由のひとつとなり，"fast dissociation"はクロザピン，クエチアピン，ペロスピロンによるEPSや高プロラクチン血症の発現頻度が少ないメカニズムを説明することができます。しかしリスペリドンは，内因性のドパミンより強く結合し，1日1回投与でも24時間以上D_2受容体の遮断が持続する抗精神病薬であり，彼らの理論に当てはまりません。同様に，SGAのブロナンセリンやオランザピンは遅いk_{off}を示します。したがって，これらの仮説が多くのSGAのはたらき方を説明できるのは事実ですが，すべてのSGAに共通したはたらき方ではない点に留意する必要があります（天神ほか，2010）。

6. 薬理学的特性からみた各SGAの特徴（本邦発売順）

1．リスペリドン

リスペリドンは，5-HT_{2A}受容体，D_2受容体やアドレナリン$α_1$受容体遮断作用が強い一方で，抗コリン作用をもちません（表5）。陽性症状に対する切れ味が鋭く，**鎮静作用**も有しているため，激越や興奮を伴う急性期患者の第一選択薬であり，FGAの筋注製剤に代わる**不穏時の頓用**としても頻用されています。用量調節は容易ですが，中～高用量（6mg以上）ではEPSが生じやすく，高プロラクチン血症の頻度が高いことに留意する必要があります。錠剤のほかに，口腔内崩壊錠，内用液や持効性注射剤など剤形が豊富であ

り，急性期治療から維持療法でのアドヒアランスの向上を目的に，剤型を使い分けることが可能です。ジェネリック薬（後発品）も発売されているため，SGAのなかでは利便性と価格面のメリットがあります。

2. オランザピン

　オランザピンは，D_2受容体遮断作用のほかに，5-HT_{2A}受容体，5-HT_{2C}受容体，ヒスタミンH_1受容体，ムスカリンM_1受容体遮断作用が強いです（表5）。神経保護作用を有している可能性や，欧米の大規模な長期臨床試験で，他のSGAやFGAよりも高い有用性が報告されています（Miyamoto et al., 2008）。オランザピンは，日本で問題となっている多剤併用大量療法からの脱出の切り札であり，単剤化が最も成功しやすい印象があります。しかし，体重増加，高血糖や脂質代謝異常などの副作用が生じやすく，本邦では糖尿病やその既往歴のある患者には禁忌です。しかし一方では，情動調節作用が期待でき，本邦ではSGAで唯一双極性障害の躁状態およびうつ状態両方に対する適応も獲得しています。

3. クエチアピン

　クエチアピンは，D_2受容体の遮断作用が弱く素早く解離するため，EPS発現のリスクが最も少ないSGAです。抗α_1作用と抗H_1作用が強く鎮静効果が強いため，敵意・興奮・不眠を伴う急性期症例にも有用です。欧米では，双極性障害の適応も獲得しており，情動安定化作用があります。ただし，SGAのなかでは最も用量幅があり（25〜750mg），用量設定が難しく十分な用量に達する前に無効と判断されることも多いです。また，本邦ではオランザピンと同様に，糖尿病やその既往歴のある症例では禁忌です。

4. ペロスピロン

　大日本住友製薬(株)が開発した国産初のSGAペロスピロンは，SDAの受容体特性に加え，セロトニン5-HT_{1A}受容体の部分アゴニ

スト作用が強く、不安・抑うつ症状や認知機能障害に対する効果が期待できます（表5）。良好な副作用プロフィールを有し、特にEPSや高プロラクチン血症、体重増加や脂質代謝異常を引き起こす頻度が少なく、SGAのなかでは薬価も安いほうです（ジェネリック含む）。効果面では用量反応性があり、興奮を伴わない初発エピソード症例の第一選択薬として推奨できます。

5. アリピプラゾール

アリピプラゾールは大塚製薬（株）で開発されたD_2受容体部分アゴニストであり、D_2受容体には高い親和性をもちますが、その固有活性は内因性のドパミンよりも低いという特徴があります。この極めてシンプルな薬理特性により、シナプス間隙のドパミン量に応じて、遮断薬（アンタゴニスト）あるいは作動薬（アゴニスト）として作用が変化するため、**ドパミンシステムスタビライザー**(Dopamine System Stabilizer：DSS)とも呼ばれています。つまり、①ドパミンが過剰な状態（陽性症状が強いとき）では、シナプス前ドパミン自己受容体に作動薬としてはたらき、ドパミンの合成と放出を抑制し、②シナプス後D_2受容体には遮断薬として働いて抗精神病効果を発揮し、③ドパミン伝達が低下した状態（陰性症状が強いとき）では、機能的に本来の作動薬として作用すると推定されます（Miyamoto et al., 2008）。これにより、D_2受容体の完全遮断薬であるFGAがもたらすような、ドパミン神経伝達の低下状態が持続することを防ぎ、二次性の陰性症状や抑うつ症状の発現を防ぐことが可能となります。また、5-HT_{1A}受容体に対しても部分アゴニスト作用があり、不安・抑うつ症状や認知機能障害に対する効果も期待できます（表5）。

アリピプラゾールは、EPS、高プロラクチン血症、体重増加、心電図のQTc延長、過鎮静などの副作用が極めて生じにくい薬剤です。統合失調症患者のPET研究でも、臨床有効用量での線条体のD_2受容体占拠率は約90％にもかかわらず、FGAほどEPSは出現していません。したがって、初回エピソード患者はもちろん、糖尿

病合併例，副作用が発現しやすい若年者や高齢患者，抗コリン性副作用を特に避けたい患者などには有力な選択肢です。

6. ブロナンセリン

ブロナンセリンは，D_2 受容体に対する親和性が 5-HT_{2A} 受容体に対する親和性よりも約6倍高いという FGA 寄りの特性にもかかわらず，EPS の発現率はハロペリドールに対して有意に少なく，有効性はリスペリドンと同程度ある薬です。また H_1，$α_1$，M_1，5-HT_{2C} といった不快な副作用に関与する可能性のある受容体への親和性は低いです（表5）。そのため，**過度な鎮静，起立性低血圧，体重増加，耐糖能異常，QTc 延長**などの副作用のリスクが低く，高い安全性を有する薬剤であり，急性期，維持期の第一選択薬に推奨できます。

7. クロザピン

クロザピンは，**治療抵抗性統合失調症**に対する「切り札」的存在ですが，何がその薬理作用に本質的に関わっているのかは，現在も不明です。受容体特性から，EPS などは生じにくいものの，**体重増加や脂質代謝異常**の頻度はオランザピンと同様高く，注意が必要です。**鎮静作用も強く**，米国では自殺企図を繰り返す衝動性の高い患者の第一選択でもあります。日本では，副作用のモニタリングサービス（Clozaril® Patient Monitoring Service：CPMS）に登録された医師・薬剤師のいる登録医療機関・薬局において，登録患者に対して血液検査などの **CPMS の基準がすべて満たされた場合にのみ投与**できます。投与開始後 18 週間は入院管理下で単剤投与を行うことを原則とし，最初の 26 週間は血液検査を週1回実施することが義務付けられています（天神ほか，2010）。

8. パリペリドン

パリペリドンは，**リスペリドンの主要活性代謝物**であるため，その薬理作用はリスペリドンと類似した SDA の特性を有していま

す。肝臓での cytochrome P450（CYP）の代謝の影響をほとんど受けないため，CYP を介する薬物相互作用が少ないです。また，OROS（Osmotic Controlled Release Oral Delivery System）と呼ばれる浸透圧放出制御システムを採用したわが国初の抗精神病薬であり，急激な血中薬物濃度の上昇がなく，有効用量からの1日1回投与が可能です。有効性と安全性に優れているため，初回エピソード統合失調症を含めた急性期治療の第一選択薬として推奨できます。

ケース・カンファランス（症例呈示）

では，最後に症例を通じて，薬物療法の実際を考えてみましょう。

症例1
初回エピソード統合失調症の場合

症例は18歳男性，両親に連れられてA病院を受診しました（図11）。

◆ ── 生活歴・病歴

2人兄弟の長男。出生時と発達に関する異常はなく，高校卒業まで成績に問題はなかった。友達も普通にいたが，普段口数は多いほうではなく，真面目でおとなしい性格であった。大学入学後，早朝起床や長時間の通学など生活スタイルの変化に戸惑っていた。周りと同じようにサークル活動やアルバイトなどを始めたが，なかなか新しい友達もできず大学生活になじめない様子であった。徐々に大学を休む日が増え，アルバイトも続かなかった。前期試験中は何とか通学したものの，夏休みに入ると外出することがなくなった。心配した両親は外出を促したが，次第に家族と顔を合わせることを避け

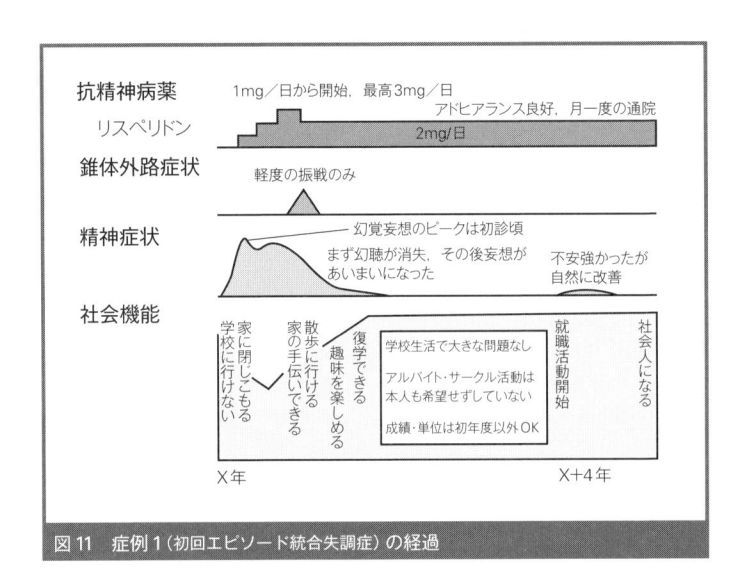

抗精神病薬	1mg／日から開始，最高3mg／日 アドヒアランス良好，月一度の通院
リスペリドン	2mg／日
錐体外路症状	軽度の振戦のみ
精神症状	幻覚妄想のピークは初診頃 まず幻聴が消失，その後妄想があいまいになった 不安強かったが自然に改善
社会機能	学校に行けない／家に閉じこもる／散歩に行ける／家の手伝いできる／復学できる／趣味を楽しめる／学校生活で大きな問題なし／アルバイト・サークル活動は本人も希望せずしていない／成績・単位は初年度以外OK／就職活動開始／社会人になる
	X年　　　　　　　　　　　　　　X+4年

図11　症例1（初回エピソード統合失調症）の経過

始め，自室に閉じこもるようになった。自室からは時折，誰かと話している声が聞こえたが，友人と電話している様子はなかった。夏休みの終わりが近づいたある日，突然夜中に家から素足のまま飛び出し，通り過ぎる車に向かって大声で叫び始めた。父親は慌てて家に連れ帰り，興奮が落ち着いた後で理由を聞いたが，よくわからない内容であった。両親は病院に行くことを本人に何とか説得し，翌日A病院を受診した（X年）。

◆── 治療経過

初回診察時，「壁から友達の声がはっきり聞こえ，自分を馬鹿にする」「考えたことが筒抜けになり，自分の秘密が大学中に知れ渡ってしまった」などの訴えを認めた。幻聴，被害関係妄想，思考伝播などの明らかな陽性症状に加え，自閉，感情の平板化などの陰性症状も認めた。統合失調症と診断後，患者と家族にその旨を説明し，治療の同意を得た。リ

スペリドンを1日1回内服すること，他の治療および副作用について説明し，了解されたため開始した。その後，速やかに幻覚妄想状態は改善し，本人も「周りのことが気にならなくなった」といい，半年間自宅で療養した後大学に復学した。内服継続の必要性は常に本人と話し合い，服薬をやめることはせず，無事大学を卒業し就職もできた（X＋4年）。現在も，良好なアドヒアランスを保ち，安定した状態を維持して通院できている。

◆── 実際の処方

リスパダール®（2mg）1錠／1×夕食後または寝る前
頓用：落ち着かないとき ── リスパダール®内用液分包1ml
頓用：眠れないとき ── アモバン®（7.5mg）1錠

◆── 症例1のポイントと考察

　大学入学後に発症した**初回エピソード統合失調症**の症例です。初回エピソードの出現から治療開始までの期間を，**精神病未治療期間（Duration of Untreated Psychosis：DUP）**といいますが，この期間が短ければ短いほど予後が良好であるといわれており，本症例はその典型的な例でした。認知機能や社会機能に関しては，**発症前から低下している**ことが多く，この症例の場合も日常生活の不都合が増えたと自覚されていましたが，著しい低下ではありませんでした。

　治療開始時に急性の幻覚妄想状態で，自宅での療養が難しい場合は入院も考慮しますが，この症例の場合は本人との疎通もとれ，家族の援助がかなり期待できる状況であったため，外来通院が可能と判断しました。薬剤の選択に際して，初回エピソード患者は，EPSに対して感受性が高く，少量のSGAの投与でも急性のEPSが生じることがあります。今回，リスペリドンを選択した理由には，①**1日1回投与**でもよい，②**低用量**であればEPSは少なく，一度に何錠も内服しなくて

よい，③ジェネリック薬があるため，他のSGAsよりも**価格面で利点がある**，④**剤型が豊富で使い分けしやすい**，などがあります。本症例は1週間ずつの増量でうまくいきましたが，個々の症例によって柔軟な対応が必要です。参考のため，SGAなどの用量設定の目安を表6に提示します。

副作用に関しては，もしEPSが出現した場合，①**減量する**，②EPSの発現頻度がより少ないクエチアピンなど他のSGAに**切り替える**，③抗コリン作用のある抗パーキンソン病薬やベンゾジアゼピン系抗不安薬を**併用する**，などが考えられます。本症例は3mg／日まで増量した際に，手指の振戦などのEPSを認めました。**日常生活に支障はなく，精神症状の安定度が高かったため**，2mg／日への減量を選択したところ，速やかに消失しました。一方，リスペリドンの他の副作用として，体重増加や高プロラクチン血症があります。この症例は，受診前の数カ月で体重が減少しており，リスペリドン内服後に元の体重に戻り，それ以上の増加は認めませんでした。また，プロラクチンはやや上昇しましたが，特に臨床上問題となる高プロラクチン血症は認めませんでした。もし，これら副作用がアドヒアランスにも影響するようであれば，ブロナンセリンやアリピプラゾールなど他のSGAへの切り替えを考慮します。

症例2
反復エピソード統合失調症の急性増悪の場合

2人目の症例は34歳男性で，統合失調症の診断で約10年A病院の外来に通院中でした（図12）。

◆ ── 生活歴・病歴

一人っ子の長男。出生時，発達，友人関係や成績に大きな問題はなく，どちらかといえば内向的な性格であった。大学

表6 抗精神病薬の用量設定の目安

一般名	半減期 (時間)	開始用量 (mg／日)	目標用量 (mg／日)			維持用量 (mg／日)	投与回数 (回)
			初回エピソード	反復エピソード			
[FGA]							
クロルプロマジン	16〜30	50〜150	300〜500	300〜1,000		300〜1,000	1〜4
ハロペリドール	14〜20	0.75〜2.25	1〜3	3〜6		3〜6	1〜3
ペルフェナジン	8〜12	4〜12	6〜24	12〜48		12〜48	2〜3
[SGA]							
オランザピン	20〜70	5〜10	10〜20	10〜20		10〜20	1
クエチアピン	4〜10	50〜100	300〜400	500〜750		400〜500	2〜3
クロザピン	10〜105	25〜50	150〜300	400〜600		400	2〜3
ブロナンセリン	68	4〜8	4〜12	8〜24		8〜24	2
ペロスピロン	2〜3	4〜8	8〜16	12〜48		12〜48	3
リスペリドン	3〜24	1〜2	2〜4	3〜6		2〜6	1〜2
パリペリドン	25.4	3〜6	3〜6	6〜12		6〜12	1
(TGA)							
アリピプラゾール	75〜146	6〜12	6〜24	12〜30		12〜24	1〜2

Miyamoto et al. (2010) より引用改変

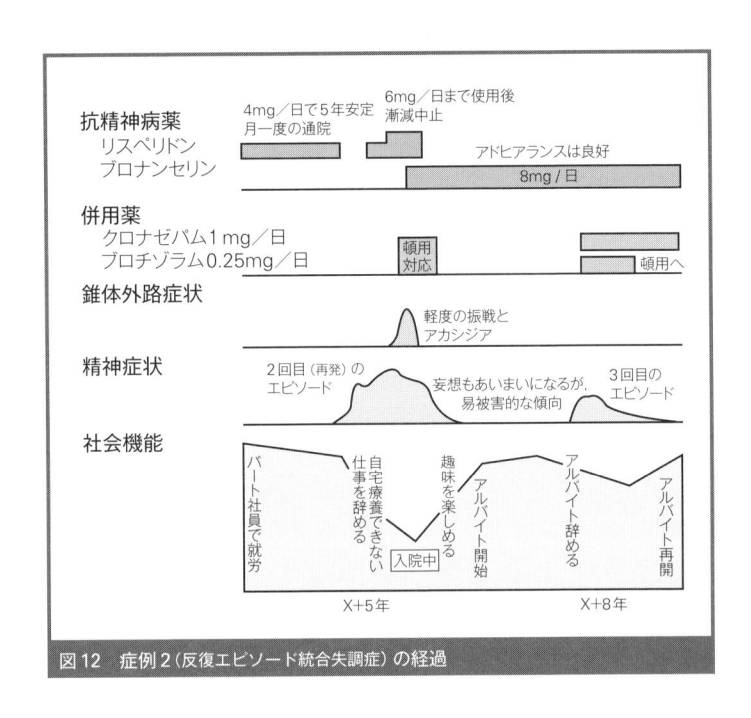

図12 症例2（反復エピソード統合失調症）の経過

抗精神病薬
リスペリドン
ブロナンセリン
- 4mg／日で5年安定、月一度の通院
- 6mg／日まで使用後漸減中止
- アドヒアランスは良好
- 8mg／日

併用薬
クロナゼパム1mg／日
ブロチゾラム0.25mg／日
- 頓用対応
- 頓用へ

錐体外路症状
- 軽度の振戦とアカシジア

精神症状
- 2回目（再発）のエピソード
- 妄想もあいまいになるが、易被害的な傾向
- 3回目のエピソード

社会機能
- パート社員で就労
- 仕事を辞める
- 自宅療養できない
- 入院中
- 趣味を楽しめる
- アルバイト開始
- アルバイト辞める
- アルバイト再開

X+5年　X+8年

を卒業し会社員として就職，営業職を担当した24歳頃から，「周りが自分のことをつねに監視している」などの注察妄想や被害妄想が出現した。仕事を退職し自宅にひきこもったため，家族とA病院を受診した（X年）。リスペリドンの内服で症状は軽快し，約5年間は安定しパート社員としてはたらいた。30歳頃から薬を飲まなくなったところ，再び被害妄想が出現し，自宅で対応困難となったため，薬物調整目的にA病院に任意入院した（X+5年）。リスペリドンを再開・増量したが，「落ち着かない，じっとしていられない」とアカシジアが出現した。ブロナンセリンに内服を変更すると安定し，約3年間はアルバイトをしながら内服を続けていた。34歳時に，アルバイト先でトラブルに巻き込まれた際に不眠となり，その後被害妄想が再発し，アルバイトを退職してしまったため，母親と予約外で再診した（X+8年）。

◆── 治療経過

　診察時,「アルバイトの同僚の陰口が聞こえてしまう」「自分はいじめられ, 犯人扱いされるし, 辞めたほうがよいと思った」などの訴えを認めた。幻聴, 被害関係妄想, 注察妄想などの陽性症状を認め, 反復エピソード統合失調症（慢性期）の急性増悪と診断した。患者と家族にその旨を説明し, 治療の同意を得た。今回アドヒアランスは良好であり, 抗精神病薬は増量せず, 抗不安薬と睡眠薬の併用による自宅での休養を促し経過をみたところ, 速やかに陽性症状は消失した。その後, アルバイトを再開でき, 安定した状態を維持して通院できている。

◆── 実際の処方

ロナセン®（4mg）2錠／2×朝夕食後
リボトリール®（0.5mg）2錠／2×朝夕食後（適応外）
ブロチゾラム（後発品）（0.25mg）1錠／1×寝る前

◆── 症例2のポイントと考察

　幻覚妄想状態を再発した反復エピソード統合失調症（慢性期）の症例です。**再燃・再発**は, ①服薬中止もしくは**自己中断**後, あるいは②服薬をしていたのに再発する場合しかありませんので, 両方のパターンを経験していた本症例を提示しました。現在, 初回エピソード改善後の最適な内服期間として, 1年以内に内服を中止した場合は, そうでない場合より再発率が高いことが示唆されており, **できるだけ長期間内服を続けること**が推奨されています。ただし, 服薬をしていれば絶対に再発しないという保証もなく, また服薬中止後, 一定期間でみれば再発しない患者群がいることも事実です。そのため, 時に服薬・通院を中断してしまう患者は少なくありませんが, 突発的にどちらも中断した場合は, 再発してどこかの病院を受診するケースが多い印象です。したがって, 日頃

から本人や家族と内服期間をどうするか，また中止する場合のリスクとベネフィットを十分相談し，柔軟に対応する姿勢が重要です。

　慢性期の急性増悪の場合，以前と同じ量の抗精神病薬では効果が不十分なケースがあります（表6）。ただし，効果が不十分だからと安易に増量や併用を繰り返すと，多剤併用処方が多いという現在の日本の精神科医療の課題につながります。特に慢性期統合失調症の場合，幻覚や妄想が**固着化・慢性化**していることも多く，薬だけで効果を追い求めても**きりがありません**。抗精神病薬は単剤処方を原則とし，つねに**患者の状態をアセスメントしたうえでの増量や切り替え，もしくは適切な心理社会的治療を併用する**よう心がけましょう。本症例でも，1回目の再発時には以前と同じ用量での自宅療養が困難であり，増量によってEPSが出現したため，ロナセン® 8mg／日へ変更したところ安定しました。ただし，妄想は改善しましたが，被害的な"考え方"になりやすい傾向は続きました。このとき，さらなる増量を選択するよりも，**本人の"能力"を尊重し**，はたらけるという**社会的な自信を取り戻す**方向に進めることを治療方針としました。

　2回目の再発は，日常的なストレスと仕事のトラブルが重なり，まず不眠が出現しました。本症例のように，きちんと内服していたにもかかわらず幻覚妄想が再発する場合，**不眠などの非特異的な症状から始まる**ケースがほとんどです。このような場合，**十分な睡眠を確保し適切な休養がとれるだけで回復する**ことがあります。逆に，比較的アドヒアランスのよかった患者が，薬剤変更による新たな副作用を経験すると，薬に対する**不信感**を強めることもあります。したがって，本人や家族とその都度話し合い，**将来的なアドヒアランスを考えた上での治療ゴールを設定し**，内服薬を選択していく姿勢は重要です。本症例でも増量を選択せず，ベンゾジアゼピン系抗けいれん薬（抗不安薬として）のクロナゼパムと睡眠薬の併用に

よって，日中と夜の安静度を上げただけで改善しました。なお，このような併用薬は適宜頓用に変更し，漫然と継続しないよう努めましょう。

おわりに

　抗精神病薬の薬物療法について，基礎薬理から臨床現場での対応までわかりやすくまとめてみました。現在使用できる抗精神病薬は，ドパミン受容体をはじめセロトニン受容体，アドレナリン受容体，ヒスタミン受容体およびムスカリン性アセチルコリン受容体など多数の受容体に対して，さまざまな親和性を有して臨床効果や副作用に関係しています。各薬剤の特性を活かすためにも，単剤処方で適正な用量での使用が求められます。もしも抗精神病薬の薬物療法について，興味がわいてこられた方は，さらなる成書をご参照いただければ幸いです。

文　献

Lehman, A.F., Lieberman, J.A., Dixon, L.B. et al. (2004) Practice guideline for the treatment of patients with schizophrenia, second edition. Am. J. Psychiatry 161 (2 Suppl)；1-56.

三宅誕実・宮本聖也（2010）統合失調症．各疾患領域の治療とメディカルニーズ DATA BOOK．技術情報協会, pp.335-346.

Miyamoto, S., Fleischhacker, W.W. & Lieberman, J.A. (2010) Pharmacologic treatment of schizophrenia. In：Murray, R.M. & Lieberman, J.A. (Eds.) Comprehensive Care of Schizophrenia：A Textbook of Clinical Management. New York：Oxford University Press.

Miyamoto, S., Merrill, D.B., Lieberman, J.A. et al. (2008) Antipsychotic drugs. In：Tasman, A., Kay, J., Lieberman, J.A. et al. (Eds.) Psychiatry, third edition. John Wiley & Sons：Chichester, pp.2161-2201.

天神朋美・丸田智子・宮本聖也（2010）非定型抗精神病薬の精神薬理．こころの臨床 à la carte 29；221-226.

精神疾患の薬物療法講義

第2講
抗うつ薬

功刀 浩
Hiroshi Kunugi

はじめに

　抗うつ薬は主として大うつ病（major depression）の生物学的治療の治療に用いられます。大うつ病とは，簡単にいえばこの薬物を使用することによって利益を得る可能性の高い，典型的なうつ病のことをいいます。したがって，まずは診断をきちんと行う必要があります。米国精神医学会の診断基準（DSM-IV）の概略は**表1**の通りです。ただし，DSMの基準を機械的にあてはめて，基準を満たす患者を全てうつ病と診断すると，「うつ病」の範囲が広くなるため抗うつ薬が効かないようなタイプのうつ病も少なからず入ってくるという批判があります。以前は，うつ病は内因性うつ病と神経症性うつ病（抑うつ神経症）とに大きく分けられ，治療の主役は，前者は抗うつ薬であり，後者が精神療法や環境調整であるとされていました。しかし，DSM診断においてこのような分け方がされなくなった経緯もあり，「抗うつ薬では治らないうつ病」が増えた可能性が指摘されています。大うつ病の診断基準を満たすだけでなく，かつて内因性うつ病と呼ばれていた群に相当するメランコリー型うつ病（**表2**）に対して抗うつ薬の有効性が高いということができるでしょう。

　大うつ病以外にも「うつ状態」を呈する病態は多数あり，気分変調症，抑うつ気分を伴う適応障害，身体疾患に基づくうつ状態などがあり，これらに対する抗うつ薬の効果に関するエビデンスは乏しいのです。気分変調症はおおむねかつての神経症性うつ病に相当しますが，DSM-IVでは気分変調症と大うつ病の重複診断を許しているため，両者を区別する立場をとっていません。双極性障害のうつ病相（双極型うつ病）に関しては，以前は抗うつ薬がよく投与されましたが，最近の研究によれば，抗うつ薬が有効であることを示すエビデンスは乏しく，使用はできるだけ避けるべきであるとされています。

表1 うつ病の診断基準（米国精神医学会 DSM-IV）
（高橋三郎・大野裕・染矢俊幸訳（1994）DSM-IV 精神疾患の分類と診断の手引. 医学書院.）

大項目（1つ以上）
1. 抑うつ気分
2. 全般的な興味・喜びの喪失

小項目（大項目と合わせて5つ以上）
1. 体重や食欲の減少／増加
2. 不眠または過眠
3. 抑制または焦燥
4. 易疲労性／気力減退
5. 無価値感／罪責感
6. 思考力や集中力の減退
7. 自殺念慮／自殺企図

2週間以上続くと大うつ病

表2 メランコリー型うつ病の診断基準（米国精神医学会 DSM-IV）
（高橋三郎・大野裕・染矢俊幸訳（1994）DSM-IV 精神疾患の分類と診断の手引. 医学書院.）

メランコリー型うつ病

大項目（1つ以上）
1. 全般的な興味・喜びの喪失
2. 何か良いことがあっても気分が改善しない

小項目（3つ以上）
1. 病的な抑うつ気分
2. 気分の日内変動（朝が悪い）
3. 早朝覚醒
4. 易疲労性／気力減退
5. 著明な抑制または焦燥
6. 明らかな食欲低下／体重減少
7. 過度あるいは不適切な罪責感

うつ病治療のポイント

　抗うつ薬について述べる前に，うつ病治療のポイントについて述べておきたいと思います。うつ病治療の基本は次の5本柱です。すなわち，①心身の十分な休息，②環境調整，③小精神療法や認知行動療法などの精神療法，④生活習慣の指導，⑤抗うつ薬や通電療法などの生物学的治療，です。うつ病の多くは，職場や家庭などのストレスが慢性的に続くために脳内に何らかの変化が生じて発症すると考えられます。ただし，ストレスがないにもかかわらずうつ状態になる場合もないわけではありません。後者の場合は遺伝などの体質的要因が主に関与して発症すると考えられます。

　①心身の十分な休息とは，「身体的な休息」と「精神的な休息」との両者です。患者にはできるだけ無理をせず，難しいことはしないように勧めるのが基本です。肺炎のような身体疾患であったなら，医師は安静を勧めるように。ただし，少なくとも軽症のうつ病や慢性化したうつ病では，身体的な休息を勧めるよりも，行動の活性化や運動を勧めることが回復への道へとつながります。

　精神的休息とはストレスに曝されないようにすることです。つまり，ストレスを誘因として発症したうつ病の治療を行う際には，当該患者にとってどのような状況がストレスになり，うつ病を発症するに至ったかについて「ストーリーを読む」ことがポイントになります。「ストーリーを読む」とは，元来，精神分析家である土居健郎が精神医学的面接の基本として用いた言葉ですが，うつ病治療においてもあてはまるでしょう。筆者の経験では，持続的なストレスに曝されている状況下ではいくら抗うつ薬を処方しても患者は治癒しません。したがって，どのような状況がストレスとなっているかについて的確に把握し，そのストレス状況を取り除くことが重要です。

　②環境調整は，ストレス状況を除くのにしばしば必要不可欠となります。現代社会でうつ病の誘因となる慢性的なストレスは，

表3　うつ病の「小精神療法」の7項目	（笠原, 1978）
1. うつ病は怠けや気のゆるみによるのではなく，治療によって改善する病気であることを説明する	
2. 休息を取るように指示する	
3. 治療に要する期間のおおよその見通し（短くて3カ月，平均6カ月程度）を伝える	
4. 必ず治ると伝え，自殺しないことを約束してもらう	
5. 病状は直線的に改善するのではなく，良くなったり悪くなったりを繰り返しながら，改善していくことを伝える	
6. 治療中は退職や離婚などの人生の重大な問題の決定はしないように伝える	
7. 抗うつ薬などの服薬の重要性とその副作用について説明する	

人間関係によるものが多いのです。職場環境などの調整によってストレスを回避することができれば，うつ病の回復に極めて有効となります。これに関連して，筆者は人事異動を誘因として発症したうつ病患者を題材として論じたことがあります（功刀，1993）。すなわち，職場の異動が誘因となって発症したうつ病患者では，抗うつ薬だけですっかり治ることは少ないのですが，異動前の職場に戻すことですっかりよくなることが多いのです。

　③の「小精神療法」は笠原嘉が提唱したもので（表3），うつ病治療，特に抗うつ薬を中心に据えた治療法に付随する精神療法（あるいは患者教育）の原則として，わが国の精神科医のなかでは広く受け入れられている重要な治療指針です。

　より本格的な精神療法には種々のものがありますが，認知行動療法は日本で広く行われつつあります。上述のように，ストレス状況を取り除くには環境調整が有効ですが，必ずしも環境調整ができるとは限りません。むしろ，そう簡単にできない場合のほうが多いでしょう。たとえば，上司などとの人間関係がストレスとなっている職場でうつ病を発症したからといって，すぐに別の部署に異動できるわけではありません。そのような場合は，患者が置かれている環境において，ストレスを感じなくなるように対処法（コーピング能力）を身につけさせることが有効です。このよう

な観点から，「物の見方」「捉え方」「考え方」を変えることによってストレスを過度に感じなくて済むように訓練するひとつの方法が，③の認知行動療法です。

　④生活習慣の指導というのは，うつ病の治療においてこれまであまり強調されてきませんでした。しかし，近年の研究によって，食生活，運動習慣，睡眠・覚醒リズムなどの現代型のライフスタイルがうつ病発症に関与することを示唆するエビデンスが増えています。食生活では，西欧式食事は地中海式食事に比較してうつ病になりやすい，魚をあまり食べない人は魚油に含まれているn-3系脂肪酸の摂取が少なくなるためにうつ病リスクが高まる，などの報告が増えています。ビタミン（B12や葉酸など）の摂取が不十分でうつ病になりやすいという報告も少なくありません。運動不足や肥満がうつ病リスクを高めるとか，睡眠障害がうつ病リスクを高めるということもよく知られてきました。

　以上のようなライフスタイルは，現代社会の文明化に伴って生じているものです。というのも，文明化以前のヒトは，太陽の動きに同期して生活し（⇔正しい睡眠・覚醒リズム），身体を動かして食物を獲得し（運動），それほど加工・精製されていない食事（ビタミンや食物繊維の豊富な偏りのない栄養素）をとって生きてきた存在です。このような点におけるライフスタイルの変化が，メタボリック症候群などの生活習慣病だけでなく，うつ病のリスクも高めている可能性が指摘されています。筆者は，これまでに得られたエビデンスに基づき，食生活を中心に表4のような指導を行うべきであると考えています。

　⑤抗うつ薬療法はうつ病の生物学的治療で中心となります。また，睡眠薬や抗不安薬なども必要に応じて併用します（第4章，第5章参照）。抗うつ薬療法の有効性が不十分で，重症ないし自殺の危険が高い患者さんでは，通電療法という選択枝があります。通電療法は副作用も少なく即効性もあり，有効性も非常に高いため，積極的に考慮されてよい治療法です。最近は通電療法を自ら希望して来院される患者さんも少なくありません。

表4 うつ病の治療・予防のための10の食生活習慣

1. 食事は規則正しく，ゆっくりと
2. 十分な水分補給（ジュースでなく，ミネラルウォーターや緑茶で）
3. いろいろな全粒穀物を（精製済み穀類でなく）
4. 魚は週に3回
5. うつ病を発症したらn-3系脂肪酸（エイコサペンタエン酸など）の補充
6. 砂糖や人工甘味料，カフェイン，ニコチン，アルコールは控えめに
7. 魚，ナッツ，種，アボカド，オリーブなどの脂肪を
8. 乳酸菌・ビフィズス菌で腸内細菌を改善
9. 十分な睡眠と毎日の運動
10. 朝は外に出て日光を浴びて歩く

抗うつ薬とは何か？

　抗うつ薬とは，文字通り，うつ病あるいはうつ状態に有効な薬物のことをいいます。しかし，そのように定義すると，多くの非定型抗精神病薬や，抗不安薬，気分安定薬，抗てんかん薬，ドパミン作動薬（抗パーキンソン病薬），甲状腺剤，女性ホルモン，エイコサペンタエン酸（高脂血症に適応承認されているn-3系多価不飽和脂肪酸）なども，ある程度うつ病やうつ状態に有効であることが示唆されており，「抗うつ薬」に入れるべきではないかという矛盾に陥ります。実際，ある薬が「抗うつ薬」と呼ばれるのは，その薬物がもともとうつ病やうつ状態を標的として開発されたかどうかということや，これらが適応疾患として保険適応が承認されているかどうかにかかっています。例えば，パロキセチン（パキシル®）やフルボキサミン（ルボックス®，デプロメール®）などの「抗うつ薬」は，パニック障害や強迫性障害などの不安障害にも有効ですが，一般に「抗不安薬」とはいいません。薬物の分類というのは，開発の歴史的経緯を含むさまざまな要因によっており，必ずしも科学的な根拠に基づいているわけではありません。

　本章では，以上のような意味で，「通常，抗うつ薬と呼ばれてい

る薬物」を中心に述べます。その抗うつ薬にもイロイロあり，化学構造や受容体に対する作用によっていくつかの種類があります。

化学構造に基づいて命名された「三環系抗うつ薬（tricyclic antidepressant：TCA）」や「四環系抗うつ薬」は，古くから存在します。比較的新しい抗うつ薬では，セロトニン・トランスポーター（神経細胞外に放出されたセロトニンを細胞内に再取り込みするタンパク質）やノルアドレナリン・トランスポーターのうちどちらに作用するかによって命名された「選択的セロトニン再取り込み阻害薬（Selective Serotonin Reuptake Inhibitor：SSRI）」「セロトニン・ノルアドレナリン再取り込み阻害薬（Serotonin Noradrenalin Reuptake Inhibitor：SNRI）」があります。また，「ノルアドレナリン作動性・特異的セロトニン作動性抗うつ薬（Noradrenergic and Specific Serotonergic Antidepressant：NaSSA）」という分類の薬もあります。

諸外国では，モノアミン酸化酵素阻害薬（Monoamine Oxidase Inhibitor：MAOI）やノルアドレナリン・ドパミン再取り込み阻害薬（Noradrenalin Dopamine Reuptake Inhibitor：NDRI）がありますが，日本では今のところ発売されていません。NDRIのブプロピオンは現在日本において開発中です（2013年1月）。ヨーロッパでは，メラトニン受容体作動薬であるアゴメラチンという薬が，抗うつ薬として2009年から発売されています。

抗精神病薬に分類されるスルピリド（ドグマチール®，アビリット®）も低用量では抗うつ薬として用いられ，定型抗精神病薬であるレボメプロマジン（ヒルナミン®，レボトミン®）は，うつ病における不安・緊張に対して適応があります。非定型抗精神病薬であるアリピプラゾール（エビリファイ®），オランザピン（ジプレキサ®），クエチアピン（セロクエル®），リスペリドン（リスパダール®）などもうつ病，特に双極型うつ病のうつ病相に有効であることを示すエビデンスが増えています。ただし，双極性障害のうつ症状に対してオランザピンが，うつ病の抗うつ薬との併用療法としてアリピプラゾールが適応承認されている以外，これらの非定型抗精神病薬はうつ病への保険適応はありません（2013年10月）。

抗うつ薬開発の歴史

　抗うつ薬の臨床への登場は，1957年に三環系抗うつ薬のイミプラミンとMAO阻害薬のイプロニアジド（抗結核剤として用いられていました）が導入されたのが最初です。イプロニアジドは肝機能障害などの副作用が多いことがわかり，1960年にフェネルジンなどのMAO阻害薬が開発されて市場に出ました（日本でも同年に発売されました）。ところが，1960年代に英国においてフェネルジンとイミプラミンと通電療法という3つの治療法をプラセボと比較する試験が行われ，イミプラミンや通電療法はプラセボと比較して有意に効果がありましたが，フェネルジンはプラセボと比較して有意差がつきませんでした（ただし，この時に使用されたフェネルジンの用量は現在の用量より低かったために有意差が出なかったという批判があります）。さらに，この頃からMAO阻害薬の「チーズ効果」が問題となりました。チーズ効果とは，チーズ，チョコレート，赤ワインなどのチラミンという物質を多く含む食物をMAO阻害薬とともに摂取すると高血圧を生じて危険な状態になることをいいます。チラミンにはノルアドレナリンなどの放出を促す作用があり，通常は腸管壁に存在するMAOによって代謝され不活化されます。さらに，日本では昔から多剤併用療法の習慣があったために，三環系抗うつ薬と併用が禁止されているMAO阻害薬は使いにくいという面がありました。以上の経緯から，MAO阻害薬に関しては，日本では国産のサフラジン（サフラ®）という薬物が発売されていたものの，ほとんど臨床では使われずに姿を消し，その後，MAO阻害薬は発売されていません。なお，MAOB阻害薬であるセレギリン（エフピー®）は抗パーキンソン病薬として日本でも発売されていますが，今のところうつ病に対する適応はありません（米国では2006年からうつ病への適応が承認されています）。

　1972年に最初のSSRIとしてジメルジンが開発されましたが，

副作用のため発売中止となりました。SSRIとしては1983年にヨーロッパでフルボキサミンが最初に承認され，1988年に米国でフルオキセチンが承認されました。その後，1990年代に米国ではセルトラリン，パロキセチン，シタロプラムが承認されました。SNRIは1993年に米国でベンラファキシンが承認されたのが最初であり，1997年にフランスでミルナシプランが発売されました。日本での抗うつ薬の開発が世界に遅れをとっているのは今や有名ですが，SSRIの第一号は1999年に発売されたフルボキサミンであり，SNRIは2000年にミルナシプランが発売になったのが最初です。

さて，抗うつ薬の開発において，日本ではプラセボ対照試験という方法がつい最近まで行われてきませんでした。どのように効果を検証してきたかというと，従来の薬と比べて副作用が少なく，効果は同等である（⇔有意差がない）ということを示し，主として副作用が少ないという利点に基づいて承認されていたのです。

しかし，近年ではプラセボと比較してうつ症状に対して効果がないと承認されないようになってきました。そのような試験が行われるようになってわかったことは，プラセボを投与された群でもうつ症状がかなり改善することです。その結果，海外ですでに承認されている有名な抗うつ薬であっても，プラセボと比較して有意差がつかないことが少なくなかったのです。これは，プラセボ効果だけでなく，冒頭で述べた治療の5本柱のうち，薬物療法以外の4本のいくつかをやっていれば，抗うつ薬がなくても改善するケースが多いということではないかと考えられます。

最近，日本で承認されたSSRIであるエスシタロプラム（レクサプロ®）は，プラセボを対照とした二重盲検比較試験によって有効性が証明されています。この試験では，パロキセチンとの比較も行われ，パロキセチンでも同様の効果があることが示されました（図1）。投与前後でのうつ病重症度スコア（モンゴメリー／アスベルグうつ病評価尺度：MADRS）の変化をみてみますと，プラセボを投与された群でも8週間の観察期間に平均スコアが29点

```
 0
-2
-4
-6
-8
-10
-12
-14
-16
```

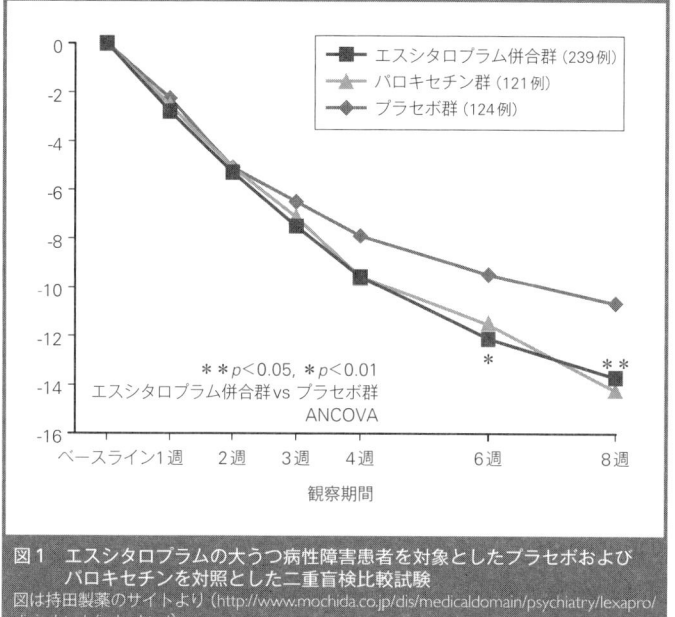

凡例: エスシタロプラム併合群（239例）／パロキセチン群（121例）／プラセボ群（124例）

**p<0.05, *p<0.01
エスシタロプラム併合群 vs プラセボ群
ANCOVA

横軸：ベースライン・1週・2週・3週・4週・6週・8週
観察期間

図1　エスシタロプラムの大うつ病性障害患者を対象としたプラセボおよびパロキセチンを対照とした二重盲検比較試験
図は持田製薬のサイトより（http://www.mochida.co.jp/dis/medicaldomain/psychiatry/lexapro/clinicalstudy/index.html）

から18点にまで減少していました。一方，実薬（抗うつ薬）を服用した群でも，平均スコアは16点であったことから，8週間の治療では多くの症例が寛解に至らなかったと考えられます。以上から，抗うつ薬以外の要因が症状軽減に強く働くこと，そして，抗うつ薬をきちんと服用しさえすれば8週間でうつ病がすっかり治るとは限らないことがおわかりいただけるでしょう。

主な抗うつ薬

　日本の"うつ病治療アルゴリズム"は，図2のようになっています。海外のアルゴリズムも大同小異といえます。軽症から中等症ではSSRIやSNRIなどの新しい薬（表5）をまず使用するのが

常道となります。SSRIは日本では，セルトラリン（ジェイゾロフト®），パロキセチン（パキシル®），フルボキサミン（ルボックス®，デプロメール®）に加えて，2011年8月にエスシタロプラム（レクサプロ®）が発売になりました。SNRIにはミルナシプラン（トレドミン®）とデュロキセチン（サインバルタ®）があり，ベンラファキシンの治験が行われています（2013年10月）。

重症の非精神病性うつ病の場合や，中等症でもSSRIやSNRI

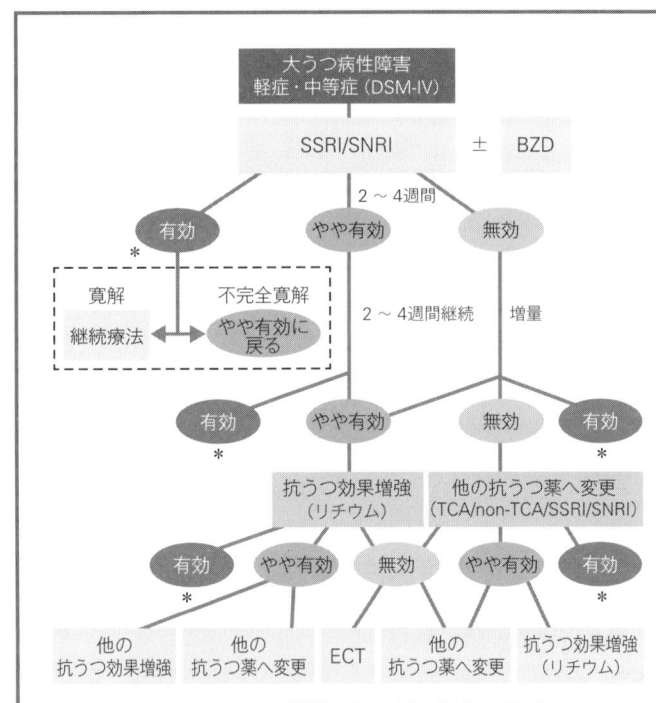

```
大うつ病性障害
軽症・中等症 (DSM-IV)
      ↓
   SSRI/SNRI     ± BZD
      │
    2～4週間
   ┌──┼──┐
 有効 やや有効 無効
  *
┌─────────────┐
│寛解   不完全寛解│
│継続療法 ← やや有効に│
│        戻る  │
└─────────────┘
       2～4週間継続  増量
     ┌──┼──┐─────┐
    有効 やや有効 無効  有効
     *                *
        抗うつ効果増強  他の抗うつ薬へ変更
        （リチウム）  (TCA/non-TCA/SSRI/SNRI)
     ┌─┬─┬─┐    ┌─┬─┐
    有効 やや有効 無効 やや有効 有効
     *                    *
    他の   他の      他の   抗うつ効果増強
  抗うつ効果増強 抗うつ薬へ変更 ECT 抗うつ薬へ変更 （リチウム）
```

* : 「有効」と判定した場合は[....]の例示のように「寛解」を評価する
TCA : 三環系抗うつ薬
non-TCA : 非三環系抗うつ薬
BZD : ベンゾジアゼピン系抗不安薬
SSRI : 選択的セロトニン再取り込み阻害薬
SNRI : セロトニン・ノルアドレナリン再取り込み阻害薬
ECT : 電気けいれん療法

図2　日本の大うつ病の治療アルゴリズム（左：軽症・中等症，右：重症）

が無効な場合には，三環系抗うつ薬を考慮します．三環系抗うつ薬は古くからある抗うつ薬であり，イミプラミン（トフラニール®など），クロミプラミン（アナフラニール®），ノルトリプチリン（ノリトレン®），アミトリプチリン（トリプタノール®），アモキサピン（アモキサン®）を知っておけばよいでしょう．三環系抗うつ薬の次世代の薬物として四環系抗うつ薬があり，マプロチリン（ルジオミール®），ミアンセリン（テトラミド®），セチプチリン

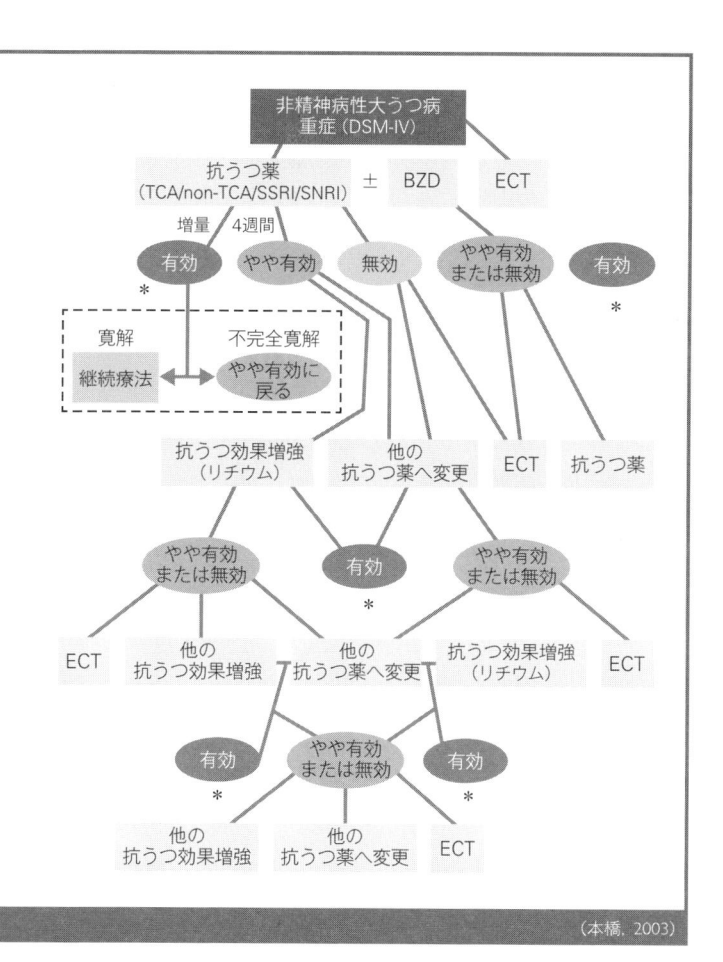

(本橋, 2003)

表5 新しい抗うつ薬

薬物	商品名	最大量(欧米)	他の適応	特徴など
SSRI				
フルボキサミン	ルボックス® デプロメール®	150mg (300mg)	強迫性障害 社会不安障害	米国では不安障害が中心 自信欠如型／不安が強いタイプに特に有効
パロキセチン	パキシル® パキシルCR®	40mg (40mg)	パニック障害 強迫性障害 社会不安障害	作用は切れ味が良いが、賦活症候群や離脱症状を来しやすいか、徐放剤 (CR錠) では、この点が改善されるという
セルトラリン	ジェイゾロフト®	100mg (200mg)	パニック障害	マイルドで使いやすい
エスシタロプラム	レクサプロ®	20mg (20mg)		セロトニントランスポーターへのアロステリック作用により、離脱症状を来しにくいとされる 副作用が少ない
SNRI				
ミルナシプラン	トレドミン®	100mg (200mg)		マイルドな作用で副作用も少ない 高血圧には避ける 米国では、うつ病への適応は承認されていないが、線維筋痛症に対して承認されている
デュロキセチン	サインバルタ®	60mg (120mg)	糖尿病性 神経障害の疼痛	マイルドで使いやすい 海外では慢性疼痛の緩和作用に汎用されている
NaSSA				
ミルタザピン	レメロン® リフレックス®	45mg (45mg)		眠気が問題になることが多いが、吐き気や性機能障害の副作用は少ない 抗うつ薬の切れ味は良い ストレスホルモン (血中コルチゾール値) を減少させるという報告がある

表6 古い抗うつ薬

薬物	商品名	最大量	他の適応	特徴など
三環系抗うつ薬				
イミプラミン	トフラニール®	300mg	遺尿症	オーソドックスな三環系抗うつ薬
アミトリプチリン	トリプタノール®	300mg	夜尿症	鎮静作用が強く焦燥の強い患者に有効か
クロミプラミン	アナフラニール®	225mg	遺尿症	セロトニン再取り込み作用が強く、パニック発作などの不安症状に有効 点滴あり
ノルトリプチリン	ノリトレン®	150mg		ノルアドレナリン再取り込み作用が強いため意欲低下が目立つ症例にも有効性が高いとされる
アモキサピン	アモキサン®	300mg		ドパミン受容体拮抗作用があり精神病性症状をもつ患者に使いやすい
その他3剤				
四環系抗うつ薬				
マプロチリン	ルジオミール®	75mg		三環系抗うつ薬より抗コリン性副作用が少ない ノルアドレナリンの再取り込みを阻害
ミアンセリン	テトラミド®	60mg		α_2受容体を阻害しノルアドレナリンの作用を強める 抗ヒスタミン作用により眠気の副作用が強く睡眠薬としても使用可能
セチプチリン	テシプール®	6mg		ミアンセリンに類似
その他				
トラゾドン	レスリン® デジレル®	150mg		鎮静強く、不眠の患者に効果的
スルピリド	ドグマチール® アビリット®	600mg	統合失調症 消化性潰瘍	食欲低下に著効 消化性潰瘍合併症例に最適 妄想を伴ううつ病に使いやすい

（テシプール®）があります。アルゴリズムでnon-TCAと分類される薬物にはこの四環系抗うつ薬やトラゾドン（レスリン®, デジレル®），スルピリドが分類されます。これらの比較的古い抗うつ薬については表6に示しました。

使い方の要点

　抗うつ薬の使用法の原則は，アルゴリズムに従うのがひとつの方法ですが，アルゴリズムをみても具体的な薬物の使い分けについては書かれていません。では，それぞれの薬物をどのように使い分ければよいのでしょうか。

1. 新しい抗うつ薬を単剤から始める

　未治療の患者に抗うつ薬を最初に投与する場合は，通常は，三環系抗うつ薬や四環系抗うつ薬などの古い抗うつ薬ではなく，SSRIやSNRI，NaSSAなどの新しい抗うつ薬を単剤から開始します。その理由は，後者は比較的副作用が軽いということにあります。
　なお，抗うつ薬の作用が出始めるには，通常，2～3週間を要するため，最初はベンゾジアゼピン系抗不安薬や睡眠薬などを併用することが多くなります。抗不安薬では，筆者はアルプラゾラム（ソラナックス®，コンスタン®），エチゾラム（デパス®），ロフラゼペート（メイラックス®）などをよく使用しています。しかし，抗うつ薬の効果が出始めたら，できるだけ早期にこれらの薬物は漸減し中止するようにします。

2. 新しい抗うつ薬に効果の差はあるか？

　新しい抗うつ薬の間では効果においてある程度の差があるという報告はありますが，後述するように，報告によって効果のラン

キングに差があり，明確な差があるとはいいにくいのです。過去203件の臨床研究を検討した結果，「現在のところ，新しい抗うつ薬のうち特定の抗うつ薬が別の新しい抗うつ薬より有用性や安全性において優れているために，その薬剤を選択するほうが良いというエビデンスはない」と結論した論文もあります（Gartlehner et al., 2008）。この論文は，次に述べる米国内科学会のガイドラインの根拠となっています。

3．副作用と費用を考慮する

米国内科学会（米国ではプライマリケア医がうつ病患者をしばしば治療します）で公式に推奨されているガイドラインでも，「急性期大うつ病患者の治療に薬物療法を行う場合，有害事象のプロフィール，費用，患者の希望をもとに新しい抗うつ薬を選択するよう推奨する」とされており，抗うつ薬の選択は効果によってというより，副作用や費用によって決めなさいということになっています。

4．三環系抗うつ薬の有効性

概して三環系抗うつ薬はSSRIやSNRIより抗うつ作用が強いのですが，副作用も比較的強くなります（副作用については後述）。したがって，高齢者などの副作用に耐えにくい患者には，特にSSRIやSNRIが使いやすいでしょう。高齢者に限らず，SSRIやSNRIの効果が不十分であった場合には，三環系抗うつ薬を試してみる価値があります。

5．新しい抗うつ薬の使い分けについて

新しい抗うつ薬の使い分けに関連することとしては，SSRIはセロトニン系を増強し，SNRIはセロトニン系だけでなくノルアド

レナリン系を増強し，NDRIやMAO阻害薬はドパミン系も増強すると考えて，それぞれのモノアミンと症状が対応しているという考え方があります（図3）。つまり，不安症状や衝動性はセロトニンが主に関与するため，これらの症状が目立つ患者にはSSRIを投与し，意欲・エネルギーが低下している患者にはSNRIを投与し，意欲低下や快感喪失が強い患者にはNDRIやMAO阻害薬を投与する（日本ではこれらの薬物は発売されていないので，ドパミン作動薬の適応外処方など）というものです。

しかし，このような図式はエビデンスが乏しく，「絵に描いた餅は食べられない」というのが実際のところではないかと思われます。というのも，SSRIとかSNRIというのは，*in vitro*（細胞レベル）の話であって，*in vivo*（個体レベル）での話ではないからです。実際，ほとんどのSSRIやSNRIは，前頭葉においてセロトニンやノルアドレナリンだけでなく，ドパミンも上昇させることがわかっています。というのも，セロトニン受容体のひとつである5-HT$_{1A}$受容体を刺激するとドパミン系を促進させる作用があるか

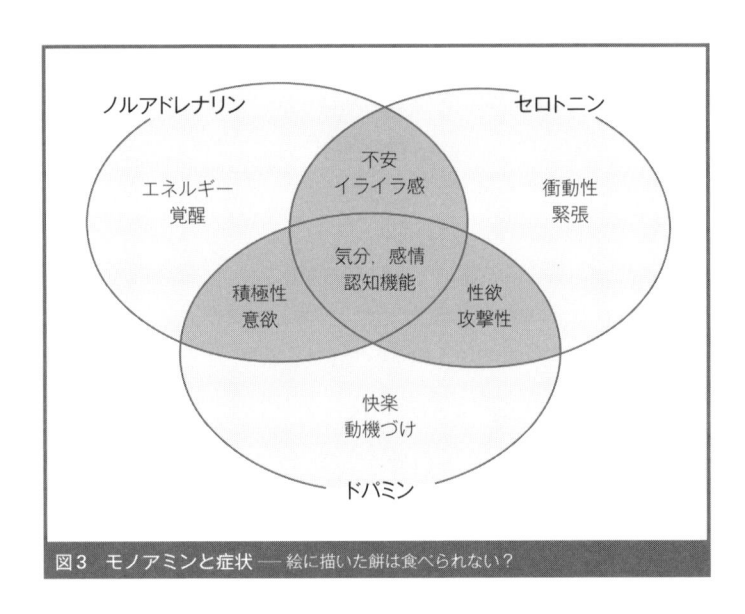

図3　モノアミンと症状——絵に描いた餅は食べられない？

らです．したがって，SSRIによってセロトニンが増えれば，ドパミンも上昇します．さらに，前頭葉においては，ドパミンをシナプスに再取り込みするドパミン・トランスポーターがなく，ノルアドレナリン・トランスポーターによって再取り込みされます．したがって，SNRIは前頭葉のドパミンを増やす作用があります．このように，細胞レベルと個体レベルでは話が違ってくるのです．

だからといって図3に基づいた処方が間違いであるというエビデンスもなく，一応，図3にしたがって処方してみるのも一法でしょう．

6. 効果は使ってみないとわからない

以上のように，抗うつ薬が効くかどうかは使ってみないとわからないというのが実際のところではないでしょうか．使う前から効果を予測するはっきりした指標は今のところありません．使い方の基本は，効果を見ながら十分量（最大量）まで増量し，十分な期間（6～8週間）使用するということです．それでも有効でない場合は，他の薬剤に変更するのが原則です．ただし，筆者の経験では，抗うつ薬の効果が出現するのに9週間以上かかることもあります．4カ月くらいまでは効果が出現する可能性が捨てきれません．

このような原則にしたがわず，2週間投与して有効性があまりみられなければすぐに他の薬剤に変更したり，次々に別の薬剤を追加投与したりするのは適切ではありません．患者さんから"まだよくなりません"といわれると，医療者としては，「それでは新しいお薬を出しておきましょう」といいたいところですが，一定期間は辛抱強く待つことが重要です．エスシタロプラムのプラセボとの比較試験の結果（図1，61ページ）をもう一度みてください．この試験ではプラセボと有意差が出てくるのは6週間後からです．

なお，最近の研究には，抗うつ薬投与後2週間程度の短期間の

反応の良し悪しは,その後の治療経過を予測するという結果も報告されています。しかし,だからといって薬をコロコロと変えるのはお勧めできません。

7. 日本の最大量は低いので注意

ただし,日本の抗うつ薬は,承認されている「最大量」が海外で承認されている投与最大量より低い場合が少なくありません（ミルナシプラン,セルトラリンなど ── 表5参照）。このような薬剤は,投与量が多いと副作用が出やすい患者には向いていますが,抗うつ薬がなかなか効きにくい患者には不十分である可能性があり,この場合は他の薬剤にするか,2剤を併用するのもやむをえないでしょう。

8. 治療終了に向けて

十分な効果が得られてから3～6カ月間は継続投与し,最終的には漸減して治療終了とします。うつ病の症状発現（エピソード）を2回以上経験している患者では,今後の再発予防のためにさらに長期間の薬物療法が有効な場合もあります。

9. 不安障害に対して使う場合の注意点

SSRIのうち,フルボキサミン,パロキセチン,セルトラリンには不安障害（パニック障害,社会不安障害,強迫性障害のうちいくつか）に対する適応もありますが,不安障害に対して用いる場合には,うつ病に対して用いる場合よりも少量から少しずつ用量を上げていくほうがよいとされています（逆に,うつ病の場合には,効くか効かないかわからないような用量を少しずつ投与するより,思い切ってきちんとした用量から投与し始めたほうが,効果の有無がわかりやすい面があります）。というのも,不安障害の場合には,SSRI投

与初期にイライラ感や落ち着きのなさの症状が出やすく，それによって治療脱落となることが比較的多いことが指摘されているからです。

新しい抗うつ薬に差があるか？

　これまでの膨大な文献の検討（メタアナリシス）を行ったところ，新しい抗うつ薬の間では効果において大差がないという報告があると述べました。しかし，メタアナリシスの結果に基づいて，はっきりと差があると主張している報告もあります。

　1つは，日本の研究者も参加して行われたMANGA（Multiple-Treatments Meta-Analysis）研究であり，有効性や受容性についてはっきりと順位付けされています（図4）（Cipriani et al., 2009）。この研究によれば，抗うつ効果が高いベスト3はミルタザピン，エスシタロプラム，ベンラファキシン（2013年10月の時点で日本では治験中）です。一方，同じメタアナリシスでも，対象とする文献の包含基準が異なるTurner et al.（2008）のメタアナリシスでは，パロキセチン，ミルタザピン，ベンラファキシンがベスト3になっています。ミルタザピンやベンラファキシンの順位が高い点は両者で一致していますが，エスシタロプラムやパロキセチンについては結果が一致していません。前者はエスシタロプラムがベスト3に入っていますが，パロキセチンは7位です。後者ではパロキセチンは1位ですが，エスシタロプラムは6位以下です。

　さて，ここでもう一度図1を見てください。この試験は，日本人うつ病患者を対象としてエスシタロプラムとパロキセチンの効果を比較した最も質の高い研究であると考えられますが，抗うつ効果に関していえば，ほぼ同等であることは一目瞭然でしょう。

図4 MANGA研究（Cipriani et al., 2009）による効果と受容性に関する12の新しい抗うつ薬の位置づけ
（米本ほか，2010）

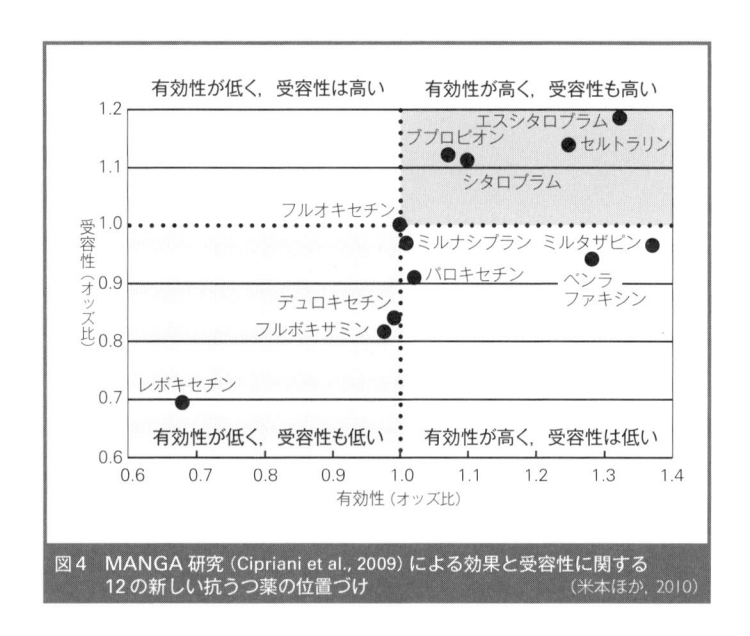

副作用

副作用は薬物によってさまざまですが，日常臨床でよく現れるものと，その対処法の概要を述べておきましょう。

1. 吐き気（嘔気）

抗うつ薬，特にSSRIやSNRIでは，吐き気（嘔気）や消化不良を生じることがよくあります。しかし，服用を続けていると数日で消失することも少なくありません。したがって，多少の吐き気があっても少し我慢して薬物を服用してもらい，どうしても我慢できない場合や実際に嘔吐してしまうような場合には，薬物の変更や吐き気止めの処方によって対処するのが通常です。その場合には，吐き気止めにはドンペリドン（ナウゼリン®）やメトクロプ

ラミド（プリンペラン®），モサプリド（ガスモチン®）などを用います。なお，ミルタザピン（NaSSA）には吐き気の副作用が比較的少ないという特徴があります。

2. 性機能障害

性機能障害も三環系抗うつ薬，SSRIやSNRIなどで頻度が高い副作用ですが（実際には服用者の半数以上に現れるとされます），日本の患者は医師に言わないことが多いと指摘されており，積極的に問診しないとわかりません。性機能障害には，性欲低下，勃起障害，射精障害などがあり，うつ病による性欲低下と区別がつきにくいという面もあります。また，性機能障害は抗うつ薬の服用を中止した後にもある程度持続する場合があります。ミルタザピンではこの副作用も出現しにくいとされます。なお，トラゾドン（デジレル®，レスリン®）では，持続性勃起症や性欲亢進が起きる場合があります。

3. 眠気

花粉症などで使用される抗ヒスタミン薬は眠気の副作用が強いことはよく知られていますが，大抵の抗うつ薬は抗ヒスタミン薬から派生したものであり，眠気はどの抗うつ薬でも出てきやすいものです。ミルタザピンは上記のように吐き気や性機能障害は少ないのですが，抗ヒスタミン作用が強く，患者によっては眠気の副作用が非常に強く出て服薬継続が困難になります。したがって，不眠が強い患者に対して副作用を逆用することもあります。同様のことは四環系のミアンセリンやトラゾドンにもあてはまり，これらの抗うつ薬は睡眠薬としても活用できます。

筆者の経験では，概してうつ病がよくなると，眠気の副作用が顕在化してくることが少なくありません。「気分はかなりよくなったが，最近，眠くて気合いが入らない」などの訴えに対しては，

うつ状態が残存している場合もありますが、眠気の副作用を疑い抗うつ薬を漸減することによって改善することがしばしばです。

4. 抗コリン性の副作用

　三環系抗うつ薬でよくみられるのは、抗コリン性の副作用であり、消化器系が口から腸まで抑制されます。すなわち、唾液の分泌低下による口渇、胃部不快感や胸部不快感（胸のむかつき）、消化不良、便秘です。また、尿管や膀胱の収縮の抑制によって排尿困難や尿閉も生じます。なお、抗コリン作用がほとんどないSSRIでも口の渇きは生じます。

5. 立ちくらみ

　三環系抗うつ薬で多いもうひとつの副作用は立ちくらみ（起立性低血圧）です。抗α_1アドレナリン作用によります。立ちくらみはミルタザピンでもよくみられます。転倒するほど重症になる場合は少ないですが、高齢者では稀に転倒して骨折することがあるので、注意が必要です。不快感が強く、治療継続が問題になるような場合には、ミエドドリン（メトリジン®）やアメジニウム（リズミック®）で対処します。

6. 賦活症候群

　SSRIなどの新しい抗うつ薬の副作用として見逃されやすく注意しなければならないのが、賦活症候群、離脱症候群、セロトニン症候群という3つの症候群です。これらは三環系抗うつ薬でも出現するものですが、注目されるようになったのは、むしろ新しい抗うつ薬が汎用されるようになってからです。

　賦活症候群はactivation syndromeの邦訳ですが、文字通り訳せば活性化症候群ということになります。抗うつ薬が患者を活性化

させるのであれば，むしろ望ましいことではないかと考えられるので，あまり適切な命名ではないと筆者は感じています。おそらく躁転を含む概念なのでこの名があるのでしょう。

この場合に抗うつ薬が活性化させるのは，イライラ，不安，焦燥，パニック発作，攻撃性，衝動性，不眠，アカシジア（静座不能），躁ないし軽躁です。最悪の場合，自殺念慮を引き起こします。特に，25歳未満の若年者では，SSRIなどの抗うつ薬はプラセボと比較して自殺念慮の副作用を有意に多く生じさせるというデータがあり，若年者に対して抗うつ薬を投与する場合は慎重でなければなりません。また，賦活症候群が生じていないかについて頻繁かつ入念に観察しなければなりません。注意していると，軽度の賦活症候群を来たしている患者は結構多いと筆者は思っています。抗うつ薬投与後に「些細なことで切れやすくなりました」などと訴える患者は少なくありません。

7. 離脱症候群

離脱症候群（discontinuation syndrome）とは，薬を減量ないし中止した際に生じる症候群です。Haddad（2001）による診断基準を表7に示します。臨床で問題になるのは，離脱症候群がうつ病症状と見分けがつきにくい点です。薬をやめて離脱症候群が出現すると，「やはり薬がないと症状が出てしまう」とか，「薬をやめるとうつが再発してしまう」と思う患者や医師が多い。その結果，長期的に薬を飲み続けることになる場合が少なくありません。

離脱症候群を防ぐには，薬物の減量をゆっくりと行うことがポイントです。したがって，薬物を中止した結果，離脱症候群が出現した可能性がある場合には，もう一度同じ用量に戻して，状態が安定したら，今度は以前よりゆっくりと減薬していくのがコツです。

> **表7　Haddadの離脱症候群の診断基準** (Haddad, 2001)
>
> A. SSRIを4週間以上投与した後に中止, 減量した
> B. 投与中止, 減量後10日以内に以下の症状のうち2つ以上が出現した
> 　①動揺感または頭部のふらつき
> 　②嘔気, 嘔吐
> 　③頭痛
> 　④傾眠
> 　⑤不安焦燥
> 　⑥刺すような痛み, しびれ, 電気ショック様感覚
> 　⑦振戦
> 　⑧発汗
> 　⑨不眠
> 　⑩易怒性
> 　⑪めまい
> 　⑫下痢
> C. 基準Bの症状のために社会的, 職業上またはその他の重要な領域において, 臨床的に重大な問題, 障害が認められる
> D. その症状は一般身体疾患によるものではなく, また他の薬物に起因するものではない
> E. その症状はSSRIが投与されていた原疾患の再燃, 再発ではない

8. セロトニン症候群

　セロトニン症候群は, SSRIなどのセロトニンを増やす作用をもつ薬物によって比較的急性に出現する副作用です。薬剤投与開始から24時間以内に急速に発症することが多く, 発熱, 筋緊張亢進, ミオクローヌスなどの特徴的症状を呈した場合には診断は容易ですが, 落ち着かない, 振戦など初期症状が重度でない場合には診断が難しくなります。精神症状, 自律神経症状, 神経・筋症状が出現します。精神症状では, アカシジア（静座不能）, 興奮, 意識障害, せん妄, 痙攣などを呈し, 自律神経症状では発熱, 発汗, 散瞳, 頻脈, 高血圧などの交感神経優位な状態になります。神経・筋症状では, 筋強剛, 振戦, 腱反射亢進, ミオクローヌスなどであり, 歯をがちがちさせるなどの症状を呈しやす

くなります。賦活症候群や離脱症候群に比べると、セロトニン症候群ははるかに頻度が少なくなります。

抗うつ薬の使い分け

　新しい抗うつ薬の抗うつ効果はどんぐりの背比べではないかと述べましたが、実際には個々の患者さんに対して1つの薬を選んで処方しなければなりません。そこで、筆者自身の使い分けについての意見を述べておきたいと思います。ただし、これもあくまで経験に基づく印象や他の研究者の印象を読んだり聞いたりしたものであって、しっかりとしたエビデンスに基づいたものではないことを前置きしておきます。ただし、他の研究者のコンセンサスが得られやすいと考えられることを中心に述べることにします。

　SSRIでは、パロキセチン（パキシル®）は切れ味が良い印象があります。つまり、症例によっては"てきめん"に効果が出て、患者さんから感謝されることがしばしばです。特に、不安や焦燥の強い患者、老年期の焦燥型うつ病患者に対して著効を示すことがしばしばです。また、就寝前に1回投与で済む点では使いやすいといえます。その反面、吐き気の副作用が出やすい、効果が出てから後に薬を減らしにくい、賦活症候群や離脱症候群を生じ易いなどの点があるので注意が必要です。2010年9月からパロキセチンの5mg錠が発売され、用量の微調整が可能になりました。添付文書には、「原則として5mg錠は減量又は中止時のみに使用すること」とされ、漸減中止する際に有用ですが、5mg錠は投与初期にも有用なのではないかと思っています。なお、「最大量まで投与してみること」を強調しましたが、パロキセチンは20mgまで試して無効な場合、40mgまで増やして結果が変わることは少ないように思います。なお、2012年1月に除放剤（パキシルCR錠®）が承認され使用されていますが、血中濃度の上昇を緩やかにすることによって、投与初期に出現しやすい悪心（吐き気）など

の副作用を減らすとされています。

　よりマイルドで使いやすいのはセルトラリン（ジェイゾロフト®）ですが，パロキセチンで効果が出た後，減らすと症状が再燃するような場合は，セルトラリンに置換してから治療終結にもっていくという方法を使うことがあります。セルトラリンの日本での用量は1日100mgまでですが，海外では200mgが最大用量です。このように最大用量が低いぶん，副作用も生じにくく，効き方がマイルドになるのは自然でしょう。

　フルボキサミン（ルボックス®，デプロメール®）は，強迫性障害や社会不安障害において威力を発揮することは古くから指摘されています。米国では，強迫性障害の適応のほうが最初に承認されました。強迫性障害や社会不安障害に共通する特性は「自己不全感」であると筆者は考えており，うつ病でも自己不全感が強い患者（うつ病発症後に悲観的になっているというのではなく，元来の病前性格において自信を欠如しているようなタイプ）では，効果が現れやすいと考えています。強迫症状や社会不安障害を伴ったうつ病ではパロキセチンもよいですが，フルボキサミンを第一に考慮します。なお，フルボキサミンの最高用量は150mgですが，250〜300mgくらいまで増量して初めて効果が出る場合があります。米国などの海外では300mgが最大用量となっています。なお，フルボキサミンは薬物相互作用が強いので注意が必要です。

　エスシタロプラム（レクサプロ®）は，セロトニン・トランスポーターに対するアロステリック作用があるといわれており，セロトニンの再取り込み阻害が強く持続しやすいとされます。それによって，効果が持続しやすいこと，離脱症状が出にくいこと，などの特長があるとされています。また，エスシタロプラムは10mg錠を就寝前に1〜2錠投与しますが，1日1回投与である上，初回投与量（10mg）がすでに標的用量であることから，初期に用量を上げる期間が不要であり，そのぶん脱落例が少なくなる利点もあることが指摘されています。

　SNRIは，SSRIより副作用が出にくい場合がありますが，ノル

アドレナリンの再取り込み阻害によって，血圧が上昇する場合が少なくないので，高血圧患者には注意が必要です。日本で最初に承認されたSNRIは，ミルナシプラン（トレドミン®）ですが，米国では，ミルナシプランのうつ病への適応は承認されておらず，慢性疼痛を主徴とする線維筋痛症に対して承認されています。日本でのうつ病に対する用量は最大100mgまでですが，やはり効果がマイルドな印象があり，一部の患者では用量が不足している可能性があります。事実，米国において疼痛に承認されている最大用量は200mgです。デュロキセチン（サインバルタ®）も副作用が少なくて使いやすく，効果も比較的高いと考えています。デュロキセチンも疼痛に有効です。やはり，欧米では日本の倍の120mgが最大用量です。疼痛や意欲低下・易疲労性を主病像にしている患者にはSNRIを第一に考慮するとよいと思われます。

　ミルタザピン（レメロン®，リフレックス®）は，上記の2つのメタアナリシスで共通してベスト3に入っていることによって裏付けられるように，やはり切れ味が良い印象があります。しかし，上述のように抗ヒスタミン作用による眠気の副作用が出やすいのが問題です。不眠の強い患者さんでは使いやすいですが，強い眠気に耐えられない患者さんも少なくありません。ただし，SSRIやSNRIで多い嘔気や性機能障害の副作用が出にくいこと，食欲低下改善作用があることなど，利点も少なくありません。さらに，ミルタザピンは他の抗うつ薬にない作用として，ストレスホルモンであるコルチゾールを低下させる作用があるといわれています。通常，メランコリー型うつ病患者では，血中コルチゾール値が慢性的に上昇していることが多いのですが，抗うつ薬の治療によって状態が改善すると，コルチゾール値が低下します。しかし，ほとんどの抗うつ薬では，薬を投与してもそれ自体ではコルチゾール低下作用はなく，うつ病が良くなった結果としてコルチゾール値が低下します。しかし，ミルタザピンは，例外的に薬の投与自体でコルチゾール値が低下するという報告があります。したがって，コルチゾールが高値である場合や，デキサメサゾン抑制テス

トで非抑制の患者さんに対しては，より有効性が高い可能性があります（ただし，この可能性を実証したデータは筆者が知る限り存在しません）。

　三環系抗うつ薬は，SSRIやSNRI，NaSSAなどの新しい抗うつ薬が有効でなかった症例に使うのが通例ですが，重症例では第一選択にすることもあります。筆者はアミトリプチリン（トリプタノール®）をよく使います。抗うつ作用はあらゆる抗うつ薬のなかでも最も強力ではないかという印象があり，どんな薬を投与しても治らない患者には，アミトリプチリンを最大量まで投与してみます。また，不安が強い場合やパニック発作を伴う場合で，SSRIなど新しい薬が無効な場合にはクロミプラミン（アナフラニール®）を用います。ノルトリプチリン（ノリトレン®）はセロトニン再取り込み阻害作用が乏しくノルアドレナリン再取り込み作用が中心となっているため，意欲が乏しい場合によく使います。アモキサピン（アモキサン®）は，抗精神病薬に類似した構造をもっているため，精神病性症状を伴う場合に使用しやすい薬です。ただし，即効性も期待できる反面，効果が長続きしないという意見もあります。

　三環系抗うつ薬の注意点は，副作用が強いために，高齢者などでは慎重に投与する必要があります。また，自殺念慮が強い場合は，過量服薬で死亡する可能性があるので，薬の管理にも注意する必要があります（SSRIやSNRIでは過量服薬によって死亡する恐れはほとんどありません）。

　なお，スルピリド（ドグマチール®，アビリット®）も使いやすい薬で，食欲がかなり低下している場合や，消化性潰瘍を合併している場合にしばしば用いられます。

難治例の治療

うつ病は難治例が少なくありません。むしろ，最初に選んだ薬が効いてすっかり治る例は半数かそれ以下であることが，近年の大規模臨床研究によってわかってきました。では，難治例については，どのようにすればよいでしょうか。

第1に，いろいろな抗うつ薬を試してみる方法があります。これまでの薬物使用歴を調べて，無効であったものは使わない，あるいは同系統の薬物は使用しない，というのが原則になります。SSRIがだめならSNRIやNaSSa，三環系抗うつ薬という具合です。

第2に，増強療法といって通常の抗うつ薬の作用を増強するという薬物があります。教科書的には，炭酸リチウム（リーマス®）と甲状腺剤を抗うつ薬に追加処方する方法です。リチウム以外の他の気分安定薬（バルプロ酸やラモトリギン）による増強や，非定型抗精神病薬（アリピプラゾール，クエチアピン，オランザピンなど）による増強療法もあります。

第3にドパミン作動薬があり，抗パーキンソン病薬（プラミペキソールなどのドパミンD_2様受容体作動薬）による増強があります。筆者は，ドパミン作動薬は難治性うつ病に対しても6～7割の患者に有効であることを経験しています（Hori & Kunugi, 2012）。後述する「ケース・カンファランス」では，ドパミン作動薬の追加投与で改善した治療抵抗性うつ病の自験例について紹介します。

ただし，アリピプラゾール以外の薬で増強療法を単極性うつ病患者に対して行う場合は，適応外使用に当たりますので，注意が必要です。

薬理学的作用

　抗うつ薬の薬理学的作用に関する考え方については，拙著『精神疾患の脳科学講義』（功刀，2012）で詳しく述べ，重複する部分が多くなりますが，モノアミン仮説や神経栄養因子仮説を中心に紹介しましょう。
　まずは，以下の精神科医師と患者との想定問答を読んで下さい。

　　医師　お話を聞きますと，お仕事などでストレスがたまることもあり，うつ病に罹っていらっしゃるようです。しばらくはお仕事をお休みいただき，抗うつ薬を飲んでみてください。効果が出るまでに数週間は飲み続けていただく必要があります。吐き気などの副作用が出ることがありますが，しばらくすればなくなってくることが多いので，多少吐き気があっても我慢できるのであれば飲み続けてください。
　　患者　お薬にはどういう効果があるのですか？
　　医師　憂うつな気分が徐々にとれてきて，段々と元気が出てきます。
　　患者　はい，わかりました。

　多くの場合，このような会話で無事に終わるかもしれないが，少し"面倒"な患者さんの場合，次のような展開になるかもしれない。

　　患者　そのお薬はどんな作用があるのですか？
　　医師　選択的セロトニン再取り込み阻害薬といいまして，脳内のセロトニンという物質を増やす薬です。セロトニンが減っているとうつ病になるのです。
　　患者　私も脳のセロトニンが減っているのですか？
　　医師　おそらく。
　　患者　何か検査でわかるのですか？

医師　脳組織の一部をとってきて測ることはできませんが，脳脊髄液という，脳を覆っている液体を調べる方法はあります。でも，普通はやりません。
患者　その検査で調べていただけませんか。
医師　……
患者　何週間も薬を飲むのですから，できれば検査していただきたいのですが。
医師　申し訳ありませんが，そうした検査は健康保険で認められていません。それに……
患者　それに？
医師　うつ病患者さんの脳脊髄液でセロトニンの代謝産物を調べた研究では，全てのうつ病患者さんで減っているというわけではないようです。
患者　えぇ？　減っていないかもしれないのですか？　それでもセロトニンを増やす薬を飲んで意味があるのですか？　ところで，減っているとすれば，脳のどの部分でセロトニンが減っているのですか？
医師　それもよくわかっていません……
患者　……

　筆者自身，幸いなことにここまで追求する患者さんに出会ったことはいまだかつてありませんが，医療者は以下に述べるように，モノアミン仮説がしっかりとした根拠がないことを知っておくべきであると思います。
　すでに述べた通り，抗うつ薬には種々の作用機序のものがあります。しかし，これらに共通の作用として，神経伝達物質であるセロトニン，ノルアドレナリン，ドパミンといったモノアミンがシナプス間隙に放出された後，それらがシナプス間隙からトランスポーターによってニューロンに再取り込みされたり，モノアミン酸化酵素によって分解されたりするのを阻害することによって，これらのモノアミンをシナプス間隙に増やす作用があります。なお，NaSSAは神経終末自己受容体に作用して，シナプスに放出

されるモノアミンを増やす作用があります。

　また、レセルピンという、かつて高血圧の治療によく用いられた薬物は、モノアミンを神経終末から枯渇させる作用がありますが、この薬物を長期に服用するとおよそ15%がうつ病を発症したというデータがあります。このような臨床観察からも、うつ病はモノアミンの低下によって引き起こされる可能性が示唆されます。以上のように、抗うつ薬にはモノアミンを増やす作用があり、レセルピンのようなモノアミンを減らす作用のある薬物がうつ病を引き起こすことから、モノアミンが減っていることがうつ病の原因ではないかというのが「モノアミン仮説」です。しかし、この仮説には以下に述べるようにいくつかの看過できない矛盾があります。

モノアミン仮説の矛盾

　第1の矛盾は、うつ病患者の脳においてこれらのモノアミンが減っているという確かな証拠がないということです。うつ病患者の死後脳研究では、セロトニンやその代謝産物が減っているという結果が一致して得られていません。また、脳脊髄液中に出てくるセロトニンの代謝産物である5-HIAA（5-hydroxyindoleacetic acid）という物質がうつ病患者で減っているという報告はありますが、やはり結果は一致していません。うつ病患者だけでなく、激しい自殺行動や暴力などの衝動行為のあった患者さんであれば、診断が統合失調症であれパーソナリティ障害であれ、脳脊髄液中の5-HIAAが減少しているという報告が多いのです。したがって、セロトニンの低下は、うつ病より衝動性と関連するのではないかと考えられています。

　また、ノルアドレナリンやドパミンなどのカテコーラミンについても、死後脳や脳脊髄液において一致した結果は得られていません。比較的信頼性が高い結果とされているのは脳脊髄液中のドパミン代謝産物であるホモバニリン酸の低下であり、これはうつ

病においてドパミンも重要であることを示唆しています。

　第2の矛盾は，抗うつ薬のモノアミン再取り込み阻害作用の時間経過と回復過程の時間経過のギャップです。ラットにSSRIを投与して，脳内のセロトニン濃度を微少透析法（マイクロダイアリシス）という方法で測定すると，投与後すぐにセロトニン濃度が上昇し，30分～1時間後にはピークに達します。もし脳内のセロトニン濃度が上昇するとうつ病が治るのであれば，薬を服用して30分もすれば気分が晴れたり集中力が高まったりするはずです。ところが，抗うつ薬が効くのは，服薬後30分後からではなく，少なくとも1～2週間は続けて服用して初めて効き始めることは周知の通りです。つまり，単純にシナプスのセロトニン濃度が増えればうつが治るのではないことは明らかです。

　以上のように，単純なモノアミン仮説には，はっきりとした矛盾があります。それにもかかわらず，モノアミン仮説が存続し続けているのはなぜでしょう？　この仮説の存在価値は科学的価値よりも商業的・実際的価値にあるという意見があります。ヒトは概して複雑な図式より単純なものを好む性質があり，「うつ病ではモノアミンが減っています。だから，それを増やす薬が有効です」といわれると，深くは追求せずに，「はい，わかりました」と薬を飲む気になってくれる患者さんが実際多いようです。したがって，薬のマーケティング戦術にもこの仮説は利用されてきたという意見があります。この点についてはValenstein（1998）の『精神疾患は脳の病気か？──向精神薬の科学と虚構』（功刀監訳，2008）に詳しいので，興味がある方は参照してください。

神経栄養因子仮説

　モノアミン仮説の矛盾を克服することのできるうつ病の仮説を求めてさまざまな研究がなされてきました。そのなかで，モノアミンの作用を含め，うつ病の発症や抗うつ薬の作用メカニズムを

説明する鍵分子として1990年代後半頃から注目されるようになったものに、脳由来神経栄養因子（Brain-Derived Neurotrophic Factor：BDNF）などの神経栄養因子があります。

BDNFは、神経成長因子などとともにニューロトロフィン・ファミリーに属するタンパク質で、BDNFとその受容体TrkBは脳内に強く発現しており、中枢神経系の生存維持や伝達機能に極めて重要な役割を果たしています。発達期のニューロンに対しては、増殖、分化、成熟、生存維持などに密接に関与し、ニューロン新生も促進します。ニューロン成熟後は、シナプス結合の可変的調整や神経伝達物質放出の増強、神経伝達物質受容体の感受性制御など多岐にわたる働きが確認されています。すなわち、BDNFは栄養因子的役割に加えて記憶・学習の基盤となるシナプス可塑性も制御しています。

うつ病の神経栄養因子仮説の根拠として、抗うつ薬をラットに慢性投与すると海馬でのBDNFやその受容体TrkBの発現が高まることや、電気ショックによってもこれらの分子の発現が高まることが報告されています。その後、種々の抗うつ薬や電気ショック、経頭蓋磁気刺激などのさまざまな生物学的なうつ病治療法においてもBDNFの発現が高まることが確認されています。食事／栄養との関連では、n-3系多価不飽和脂肪酸を豊富に含んだ食事（魚油など）は、うつ病に有効であるとされますが、そうした食事は海馬のBDNFの発現を上昇させることが動物実験によって示唆されています。また、適度な運動もBDNFの発現を高めると報告されています。

さらに、うつ病患者の死後脳研究では、海馬のBDNF濃度が低下していること、血中濃度では、未服薬の患者ではBDNFが低下しているが、抗うつ薬服用者では増加していることが多いとされます。

抗うつ薬などによってBDNFが上昇するメカニズムとしては、図5のようなスキーマが示唆されています（Duman, 2002）。すなわち、抗うつ薬によって増えたセロトニンやノルアドレナリンは

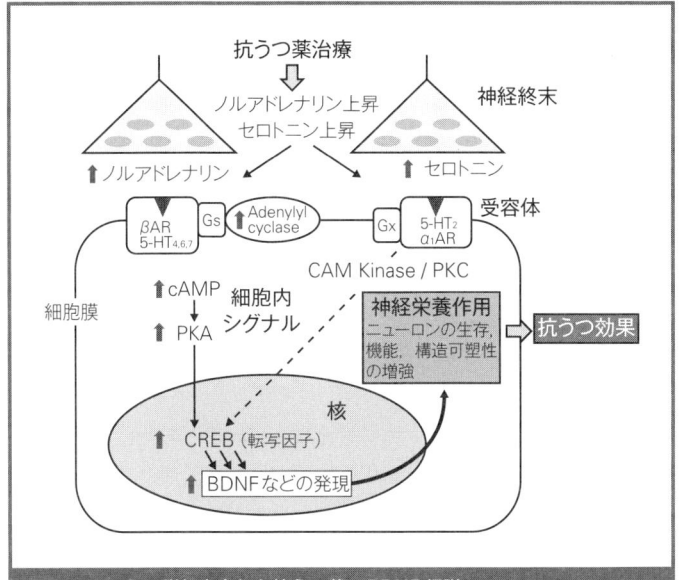

図5 モノアミン増加を介した抗うつ薬のBDNF仮説
抗うつ薬によってセロトニンやノルアドレナリンが上昇すると，受容体を通じて細胞内シグナルが活性化し，CREB（cyclic AMP response element binding protein）という転写因子が活性化することにより，その標的分子であるBDNFなどのタンパクの発現が増加する．それによってニューロンの生存，機能，構造可塑性の増強などの神経栄養作用が働くと考えられる．

(Duman, 2002)

　Gプロテインやその下流シグナルを介して，転写因子であるcAMP response element binding protein（CREB）を活性化し，CREBの標的遺伝子のひとつであるBDNFの発現が上昇します．BDNFの発現が上昇すると，ニューロンの突起伸長，シナプス形成，ニューロン新生などが促進されます．それによってストレスホルモンなどで傷害されたうつ病患者の脳（海馬など）が修復されることを通じて，うつ病が回復するというメカニズムが考えられます．通電療法や磁気刺激などでもBDNFが上昇することから，BDNFは抗うつ治療の最終共通経路として働く可能性があります．
　最近ではBDNF以外の分子も注目されてきています．例えば，ニューロン新生に重要な役割を果たしている血管内皮細胞増殖因

子（Vascular Endothelial Growth Factor：VEGF）も，ストレスによって海馬などでの発現が低下し，抗うつ薬投与や脳への電気ショックで発現が上昇します。VEGF受容体拮抗薬が抗うつ薬の作用を阻害する，などの点でも注目されています。

神経栄養因子仮説に基づいた医師−患者想定問答は以下のようになるかもしれません。

患者　そのお薬はどんな作用があるのですか？
医師　これは選択的セロトニン再取り込み阻害薬といいまして，脳内のセロトニンという物質を増やす薬です。
患者　私も脳のセロトニンが減っているのですか？
医師　それははっきりとわかりませんが，セロトニンを増やすと脳の神経細胞の信号が活動して，神経系を栄養する神経栄養因子という物質が増えると考えられています。
患者　神経栄養因子というのはどんなことをするのですか？
医師　神経細胞同士のつながりを増やしたり，新しい神経細胞ができるのを促したりすることが知られています。
患者　なるほど。わかりました。
医師　それでは，2週間後に経過を教えてください。

筆者の経験でも，神経栄養因子仮説に基づいて説明を行ったほうが，よりすんなりいくように思います。

ケース・カンファランス

最後に，2つの症例を呈示して，うつ病治療の実際を見ていただきましょう（個人を特定できないよう，病歴を一部改変してあります）。

症例 1
抗うつ薬と転職によって改善した例

▶▶ 30歳，男性，大うつ病単一エピソード

◆── 初診時主訴

仕事への意欲がわかない。何をしても楽しめない。

◆── 家族歴・既往歴

精神科的遺伝負因は否定。小学3年時，虫垂炎手術。

◆── 生育・生活歴

高校まで成績は上位で友人も多かった。大学では社会福祉を専攻し，その方面の職に進むことに対する興味があったが，大手電機会社に就職できたため，入社し総務部に配属されていた。妻と長女の三人暮し。元来，真面目で責任感が強い性格。

◆── 現病歴

X−1年7月に転勤となり，部署も総務部から営業部に異動した。慣れない部署で覚えなければならないことも多く，仕事の負担が急増した。X−1年10月から「笑えなくなり，喜怒哀楽が減った」という。午前中に強い抑うつ気分，不安感や焦燥感が出現し，何をしても楽しくなく，食欲も低下した。X−1年12月に某メンタルクリニックを受診し，アモキサピン（アモキサン®）150mgの投与を受けたが改善せず，X年3月から休職して自宅療養したところ，ある程度改善したため5月より復職した。6月より総務部に戻ったがそれに伴って格上げされ，責任が増えたためうつ病症状が再燃した。6月中旬よりノルトリプチリン（ノリトレン®）150mgに変更されたが改善せず，7月上旬に当院を初診した。

◆── 初診時所見

会話での反応は遅く，明らかな精神運動抑制を認めた．日内変動を伴う強い抑うつ気分があり，「感情が湧かない」「かなり落ち込んでいます」と訴えた．「仕事の責任が果たせない」と自責的に述べた．仕事に対する意欲は低下し，治療者が休職希望について問うと肯定した．興味・関心の低下，喜びの消失を認め，新聞やテレビも見たくないという．さらに，軽度の自殺念慮，朝に出現する嘔気，食欲低下と軽度の体重減少，性欲低下を認めた．ハミルトンうつ病評価尺度（21項目）では24点であった（中等度〜重症）．

◆── 治療経過

職場に通うことが大きな負担となっていたため，自宅療養により十分な休息をとるように指示した．薬物療法は，比較的重度の内因性うつ病の病像を呈していたことから，三環系抗うつ薬の投与は適切であると考えられた．前医クリニックにおいてノルトリプチリンに変更されて2週間程度しか経過していなかったため，最大量である150mgを継続投与した．自殺しないように約束させ，妻には服薬管理を行うよう指示した．

自宅療養により，4週間後までには症状も軽減したが（ハミルトン12点），不安感・焦燥感が残存していたため，ロフラゼペート（メイラックス®）1mgを追加した．新聞やテレビを見るようになり，読書や趣味の楽器演奏，散歩などを行うようになった．しかし，自宅療養開始3カ月後（9月末）になっても，集中力の低下は残存し，職場復帰に対する不安も強かったため自宅療養を延長した．薬物療法が不十分である可能性も考慮し，10月中旬からアミトリプチリン（トリプタノール®）を追加投与し100mgまで増量した．

この頃から，会社を辞めて社会福祉関連の資格を取得して心機一転やり直したいと述べるようになった．アミトリプチ

リン投与2週間後から「薬がだいぶ効きました」と述べ、11月末には「元に戻りました」と述べるようになり、症状もほぼ消失した。会社は残業が多く転勤も頻繁であるため、復帰せずに退職したいと述べた。療養中は焦って退職届けを出さないよう指導した。X+1年4月から、昼はアルバイトを行い、夜間に資格取得のための学校に通うことを決意し、3月末に退職した。アルバイトと通学の両者を順調にこなし、症状の再燃もなかったため薬物を漸減し、X+1年9月に治療終了とした。なお、躁転の兆候はない。

◆── 考察

　元来、真面目で責任感の強いなどメランコリー親和型の病前性格をもっていたために、転勤や異動、昇進による環境の変化によって、仕事上の負担が急激に増加し、それによってうつ病を発症したものと考えられます。病像からもメランコリー型うつ病と診断できます。薬物療法では前医で三環系抗うつ薬であるノルトリプチリンが投与され、最大用量を継続投与したが効果は不十分であったため、アミトリプチリンの追加投与を行ったところ100mgの追加で明らかに奏功しました。ノルトリプチリンはアミトリプチリンの活性代謝産物であるため、治療者としては多剤併用というより増量を意図しています。

　ただし、うつ病からの回復は抗うつ薬だけによるとは考えられません。この患者は、変化の多い大企業での勤務より、資格をもち自分の希望する仕事を行っていこうという人生設計の転換を行い、それが症状消失と時期的に一致しています。笠原（1978）の指針（表3）には、「治療中は退職などの重大な決定をしない」というのがあります（指針6）。筆者も治療中に退職することは避けるように指導したのですが、結果的には退職を決意して症状が改善した可能性があります。

　うつ病の発症は「人生の危機のサイン」であり、その人が

置かれている布置において不協和音が発生している場合が少なくありません。笠原の指針6はあくまでも原則であって，時には重大な決定をすることが必要であり，それによって人生の転換を図るとともにうつ病からも立ち直ることができる場合がある，と筆者は考えています。

症例 2
ドパミン作動薬が奏功した治療抵抗性うつ病例

▶▶ 50歳，男性，双極Ⅱ型障害

◆── 初診時主訴
うつが5年間続いている。

◆── 家族歴・既往歴
父親がうつ病，既往歴は特記すべきことなし。

◆── 生活歴・病歴
大学卒業後公務員として働いていたが，37歳時に気分高揚し，少し勉強すれば弁理士になれると思い（当時，実は軽躁状態であった），公務員を辞め受験勉強を始めた。X−5年2度目の受験に失敗し，抑うつ気分，自信喪失，意欲・気力低下，不眠，不安，息苦しさ，頭痛などが出現し，某クリニックに通院開始した。スルピリド（ドグマチール®），アモキサピン（アモキサン®），パロキセチン（パキシル®），ミルナシプラン（トレドミン®）などを試すも不調が続いた。X−1年には受験をあきらめ，会社に就職するが仕事しても思考のスピードが遅く，疲れやすく，気力が出ない状態が続いているため，当院を受診した。転院時の処方はアモキサピン75mg，スルピリド150mg，セルプラゾラム1.2mg，ミルナシプラン100mg，トリアゾラム0.5mg，エチゾラム3mgであった。

◆── 初診時所見

　抑うつ気分，興味関心の低下，無気力，抑制（診察場面で明らか），日内変動（明らかに朝が悪い），不眠，倦怠，自責，集中力低下などを呈し，メランコリー型うつ病の病像を呈していた。ハミルトンうつ病評価尺度（21項目）では24点であった（中等度〜重症）。検査では，光トポグラフィ検査において，語流暢性課題施行中に酸素化ヘモグロビンの上昇が遅延する躁うつ病パターンを示した。しかし，初診時の診断は病歴から反復性うつ病であった。

◆── 治療経過

　種々のSSRIやSNRIが無効であった病歴から，筆者が行っていたドパミン作動薬の臨床試験（オープン試験）への参加を促したところ同意した。前医の処方に追加する形で0.25mgからプラミペキソール（ビ・シフロール®）を開始した。0.5mgまで増量したが，4週間後ではハミルトンスコア22点と変化なし。"何をやっても駄目なんじゃないかと劣等感をすごく感じます""億劫で病院に来るのもつらい"と述べた。

　さらに増量していくと，6週間後から徐々に改善し始め，プラミペキソールを2mgに増量したところ，8週間後にはハミルトンスコア11点になり，「考え方が前向きになってきた」という。さらに3mgに増量したところ，10週間後には7点になり，「わりと好調」「極端な不安や落ち込みはなくなった」といい，12週間後には3点で「活発になってきた」「職場復帰に向けて準備しています」というようになって臨床試験は終了した。

　その後，職場復帰を果たして，長期的に順調な状態が続き，他の薬物もほとんど中止しているが，好調が持続している。なお，この症例はうつ病の症状が強かったときには，かつて軽躁状態があったことを想起できなかったが，気分が改

善してから想起できるようになり，診断が双極II型障害に変更になったというケースである。

◆── 考察

通常の抗うつ薬に対しては治療抵抗性を示した患者ですが，メランコリー型うつ病の病像を示しており，うつ病の家族歴もあり，本格的な気分障害であると考えられます。このような治療抵抗性の患者のなかには双極型うつ病が少なくないことが指摘されています。双極型うつ病の場合，気分安定薬を使用するのが定石ですが，この症例は当初，軽躁状態の既往が明らかでなく，単極性うつ病の診断であったため，気分安定薬の使用は考慮しませんでした。なお，ドパミン作動薬プラミペキソールは，双極II型障害や治療抵抗性うつ病に有効であるというエビデンスがいくつか報告されています。

しかし，現時点ではドパミン作動薬は，うつ病や双極性障害への適応は承認されていません。本症例のように，セロトニン系やノルアドレナリン系の薬物が無効である患者は少なくないことから，ドパミン系や他の標的分子の薬物の開発が待たれます。

おわりに

うつ病の治療はなかなかマニュアル通りにはいきません。というより，きちんとしたマニュアルはいまだに存在しないといってよいでしょう。抗うつ薬が有用であることは間違いありませんが，実際にどれほどの役割を果たしているのかについても未知の部分が多いのです。また，最後の症例のように，「抗うつ薬」と分類されている薬物が無効で，そうでない薬物が有効な場合もあります。

少なくともうつ病は，「抗うつ薬をきちんと飲んでいれば数カ月で治る」といった簡単な病気ではありません。冒頭で述べた治療

の5本柱をフルに動員し，抗うつ薬の選択も効果と副作用を考慮しながら，適切な薬剤を適切な用量だけ使用しなければなりません。うつ病は「人生の危機のサイン」であり，そこからの回復は，薬物による脳の化学物質のバランスの改善だけで済む問題でない場合が少なくないことを，肝に銘じておく必要があります。

文 献

Cipriani, A., Furukawa, T.A., Salanti, G., Geddes, J.R., Higgins, J.P., Churchill, R., Watanabe, N., Nakagawa, A., Omori, I.M., McGuire, H., Tansella, M. & Barbui, C. (2009) Comparative efficacy and acceptability of 12 new-generation antidepressants : A multiple-treatments meta-analysis. Lancet 373 ; 746-758.

Duman, R.S. (2002) Synaptic plasticity and mood disorders. Mol Psychiatry 7 Suppl 1 ; S29-S34.

Gartlehner, G., Gaynes, B.N., Hansen, R.A., Thieda, P., DeVeaugh-Geiss, A., Krebs, E.E., Moore, C.G., Morgan, L. & Lohr, K.N. (2008) Comparative benefits and harms of second-generation antidepressants : Background paper for the American College of Physicians. Ann Intern Med 149 ; 734-750.

Haddad, P.M. (2001) Antidepressant discontinuation syndromes. Drug Saf 24 ; 183-197.

平安良雄 (2011) Escitalopram の大うつ病性障害患者を対象とした用量反応・非劣性試験による有効性と安全性の検証：プラセボおよびparoxetineを対照とした二重盲検比較試験．臨床精神病理 14 ; 883-899.

Hori, H. & Kunugi, H. (2012) The efficacy of pramipexole, a dopamine receptor agonist, as an adjunctive treatment in treatment-resistant depression : an open-label trial. ScientificWorldJournal, 2012 ; 372474.

笠原嘉 (1978) うつ病 (病相期) の小精神療法．季刊 精神療法 4 ; 118-124.

功刀浩 (1993) 人事異動を誘因として発症したうつ病 —— 臨床特性，回復状況と治療について．精神神経学雑誌 95 ; 325-342.

功刀浩 (2012) 精神疾患の脳科学講義．金剛出版．

本橋伸高編 (2003) 気分障害の薬物治療アルゴリズム．じほう．

Turner, E.H., Matthews, A.M., Linardatos, E., Tell, R.A. & Rosenthal, R. (2008) Selective publication of antidepressant trials and its influence on apparent efficacy. N Engl J Med 358 ; 252-260.

Valenstein, E. (1998) Blaming the Brain : The Truth about Drugs and Mental Health. Free Press. (功刀浩監訳 (2008) 精神疾患は脳の病気か？ —— 向精神薬の科学と虚構．みすず書房)

米本直裕，稲垣正俊，山田光彦 (2010) 12の抗うつ薬はどれも同じか？—— マルチプルトリートメントメタアナリシスが開く新しいエビデンス．臨床臨床精神薬理 13 ; 1975-1986.

精神疾患の薬物療法講義

第3講
気分安定薬

加藤 忠史
Tadafumi Kato

気分安定薬とは？

気分安定薬というのは、双極性障害、すなわち躁うつ病の予防薬のことです。具体的には、リチウム、バルプロ酸、カルバマゼピン、ラモトリギンなどが含まれます。このように、気分安定薬は、抗うつ薬とは全く違うものです。また、精神安定剤という俗語がありますが、気分安定薬は、いわゆる安定剤とは全く別の概念です。

気分安定薬を理解していただくために、まず双極性障害とは何かを説明しましょう。

双極性障害とは？

うつ状態は、気分が落ち込み、何事にも興味がなくなり、食欲がなくなり、夜眠れない、といった症状が2週間以上続くものです。こうした重いうつ状態になったときに病院に行くと、それが身体疾患（甲状腺機能低下症など）によるものでなければ、すぐうつ病と診断されるのでしょうか？　実際は違います。うつ状態の患者さんを診たとき、医師は、「今までに元気がよすぎて、何日もほとんど眠らないでも平気で活動し続けたときはありましたか？」などと質問します。つまり、以前に躁状態がなかったかどうかを尋ねるのです。もし、これまでに躁状態があったとすれば、その人はうつ病とは診断されません。双極性障害と診断されます。うつ病と双極性障害では、長い間観察していると、経過が全く違います。うつ病の場合、再発する人と再発しない人がおよそ半々で、再発するにしても、頻度は多くありません。しかし、双極性障害の場合、放置すれば、ほとんどの人がうつや躁の再発を何度も繰り返すことになります。このように、双極性障害は再発しやすいために、ほぼ生涯にわたり予防療法が必要な病気なのです。そし

て，その予防の役に立つのが，気分安定薬です。

なお，双極性障害は，本人の名誉や利益を損なうほど重症で入院を必要とするほどの「躁状態」を伴う「双極Ⅰ型障害」と，本人も周りも困らない程度の「軽躁状態」しかない「双極Ⅱ型障害」の2つに分けられます。いずれの場合も予防が重要で，気分安定薬が予防に使われるという点では同じです。

双極性障害の原因は完全には解明されていませんが，一卵性双生児の研究などから，遺伝子が関係することは間違いありません。躁状態，うつ状態という臨床症状の特徴からは，気分や意欲に影響する神経伝達物質であるドパミンの量が，症状に伴って変動していると想像されますが，本当に脳内でドパミンが変動しているのか，変動しているとするとなぜ異常に変動するのかなどは，まだわかっていません。多くの気分安定薬が神経細胞を保護する作用をもつことなどから，神経細胞が細胞レベルでのストレスに弱いことが，この病気の発症に関係していると考えられます。

なぜ予防が必要なのか？

躁状態では，気分が高ぶり，自分がすごく偉くなったような錯覚をもつようになります。そのため，上司に対して偉そうな態度で接したり，分不相応な高いものを買って借金を作ったり，長年連れ添った信頼関係のある配偶者に暴言を吐いて離婚したり，いろいろな行動を起こし，結局仕事も家庭も財産も，すべてを失ってしまうことも少なくありません。こうした躁状態は，たとえ放置しても，数カ月から1年の間に自然に治ることは治るのですが，症状が落ち着いたときにはすべてを失ってしまい，取り返しがつかないということになりかねない，ある意味では恐ろしい病気でもあるのです。

一方，患者さん本人にとって苦しいのは，躁状態よりもむしろ，うつ状態です。うつ状態になると，毎日毎日朝からいやな気分に

おそわれ，何週間もの間，一瞬たりとも楽しいとかうれしいといった前向きな感情をもつことができなくなるのです。そして，うつ状態で生きていても仕方がない，死にたい，と思い詰め自殺する方も後を絶ちません。自殺者が最近日本では毎年3万人前後にのぼっていますが，その半数以上がうつ病や双極性障害などの気分障害によるものだと考えられています。この自殺を予防するためにも，気分安定薬，特にリチウムが有効です。

リチウム

リチウム（商品名：リーマス®など）は，双極性障害の予防に有効なうえ，躁状態を鎮める効果（抗躁効果），うつ状態を改善する効果（抗うつ効果）をもっています。さらに，自殺を予防する効果もあります。このように，双極性障害の予防に対する第一選択薬として，最も標準的で広く使われている薬です。

日本では炭酸リチウムが使われていますが，海外では塩化リチウムやクエン酸リチウムも使われており，その有効成分は，リチウムイオンです。リチウムイオンは，食塩と同じようなミネラルで，温泉やミネラルウォーターなどにも微量ながら含まれています。

リチウムの治療薬としての歴史は，精神疾患の治療薬としては最も古く，19世紀にすでに治療に用いられ始めていましたが，その歴史は平坦ではありませんでした。

19世紀にデンマークのランゲが，すべての病気が尿酸の蓄積で起こる，という考えから，尿酸を溶かし出すという説に基づいてリチウムがうつ病患者に用いられ，効果をあげたそうです。しかし，当時，精神の病気を薬で治すという考えは受け入れられず，この業績はすっかり忘れ去られてしまいました。

その後，20世紀半ばになって，オーストラリアのケイドが，躁病患者の尿中には，躁状態を引き起こす毒性物質があるに違いないと考えて分析を行いました。そして尿中に尿酸が多いことから，

尿酸が原因と考え，やはり尿酸を溶かし出すためにはリチウムが有効として動物実験を行いました。その結果，リチウムが動物に対して鎮静効果をもつことが見いだされたことから，躁病患者での臨床試験を行い，有効性を確認しました。

しかしながら，その後，リチウムが高血圧患者に代用食塩として使われ，多数のリチウム中毒患者を出しました。そのため，リチウムは危険である，というイメージがつきまとい，ケイドが提案したリチウム療法は，なかなか広まりませんでした。特許がとれる物質ではないため，製薬会社のなかにも，リチウムを売りだそうという動きがなかったようです。その後，デンマークのスコウが，注意して使えば有用な薬であるという啓発活動を行い，やっとこの治療法が広まったのです。

リチウムの作用メカニズムは，「イノシトールリン脂質系」など，さまざまな細胞内の情報伝達系に働くことによって神経細胞を保護し，新しくできる神経細胞を増やすことによって効果を発揮することではないかと考えられています。

飲み始めの1週間ほどの間は，多くの患者さんで下痢，吐き気，手のふるえなどの副作用が現れます。しかし，これらの初期の副作用の多くは服用しているうちに慣れてきます。ただし，手のふるえだけは，服用している限り続いてしまう場合もあります。手のふるえに対しては，β遮断薬（インデラル®，アルマール®など）が用いられる場合もありますが，β遮断薬はうつを引き起こす副作用があると言われており，その使用はためらわれるところですし，効果もそれほど期待できません。

その他，長期に服用していると，のどがかわく，水をよく飲む，尿の回数が多い，といった副作用も出てきます。これは，リチウムが腎臓の尿細管を障害し，水分の再吸収を阻害するためと考えられます。この副作用は1日1回服用にしたほうが軽くてすみます。

リチウムは治療量と中毒量とが近く，リチウム中毒になると，激しい下痢，嘔吐などが出現し，ふらふらしてまっすぐ歩けないといった小脳失調症状がみられたり，意識障害が出たりします。

リチウムを長期に服用すると，体調の大きな変化や他の薬の併用によって血中濃度が高まると副作用が出やすくなるため，定期的に血液検査を行って薬の血中濃度を調べることにより，副作用を予防することができます。

また，服用中，甲状腺機能低下症が出現することもあります。この場合は，甲状腺ホルモン剤（チラージンS®）を服用すれば改善します。また，リチウム服用中，白血球数がしばしば増加しますが，これは特に問題はありません。

中毒を予防し，安全かつ有効にリチウムを利用するには，血中濃度測定がかかせません。

先に述べたように，リチウムは危険な薬であるというイメージがあったので，血中濃度測定による治療管理を行いながら治療することを条件に認可されたのです。

血中濃度は，次回服用時間の前に，翌日の薬を飲まずに採血することにより，最低値（トラフ値）を測定します。文献などに示されている値は，このようにして測った値であり，服用直後に測定すると，当然ながら，ずっと高い値を示します。

このトラフ値が，日本では0.4〜1.0mMになるように治療することが多いようです。海外の教科書ではもう少し高い値（0.6〜1.2mM）が推奨されていますが，1mMを超えると副作用も出やすく，中毒への移行が心配になってきます。1.5mMを超えると，中毒の危険があります。

併用薬のなかには，リチウムの排泄を阻害し，血中濃度を高めるもの，あるいはリチウムの細胞内濃度を高めるものなどがあります。利尿剤，非ステロイド系消炎鎮痛剤などを長期に併用する際には，注意が必要となります。

中毒になってしまった場合，点滴による強制利尿を行います。重症な場合には，血漿交換療法を行います。自殺目的でリチウムを大量服用する患者さんがリチウム中毒に陥る場合もあります。

このように，リチウムは双極性障害の治療薬として最も基本的な薬である一方，残念ながら，完璧な薬とはとうていいえません。

精神科の薬のなか，あるいは全科で使われるあらゆる薬のなかでも，危険性の高い薬のひとつといわざるを得ないのが本当のところです。

バルプロ酸

　バルプロ酸（商品名：デパケン®など）は，もともとてんかんの薬として使われていましたし，現在もてんかんに幅広く使われている薬です。この薬を服用していた気分障害を伴うてんかん患者さんで，気分が安定する効果がみられたことから，気分安定薬としての可能性が注目され，双極性障害への有効性が発見されました。

　最も確実なのは躁状態への作用です。有効血中濃度はおよそ 50～100 μg/ml とされていますが，躁状態への有効性には用量依存性があり，高めの濃度のほうが有効と報告されています。

　また，臨床試験では完全には証明されていないのですが，躁とうつの再発を予防する作用があると考えられています。

　バルプロ酸は，気分安定薬のなかでは比較的副作用が少なく，飲みやすい薬です。問題になる副作用としては，まれにみられる高アンモニア血症や，肝機能障害があります。また，飲み始めには，吐き気，胃部不快感などの消化器系の症状がみられることもあります。

　この薬の作用メカニズムにはいくつかの説がありますが，リチウムと同じように，さまざまな細胞内シグナル伝達や遺伝子発現に影響した結果，神経細胞を保護する作用があると考えられています。

　リチウムと違って，血中濃度が少しでも高いと危険，ということはありませんが，増量するにしたがって血中濃度が上がりにくくなり，増量しても思ったほど効果が得られないことがあります。そのため，やはり血中濃度を測りながら量を調節します。双極性障害（躁うつ病）に対するバルプロ酸の血中濃度測定は，保険診

療でも認められています。なお，予防効果を発揮する血中濃度はまだはっきりとはわかっていません。

カルバマゼピン

カルバマゼピン（商品名：テグレトール®など）も，もともとてんかんの薬として使われており，現在でも使われています。この薬が双極性障害に有効であることは，日本で発見されました。やはり，気分症状を伴うてんかん患者さんで，気分を安定させる作用が発見されたことがきっかけです。

この薬は躁状態への作用の他，再発予防作用があると考えられていますが，臨床試験による証明は十分ではありません。

この薬の作用メカニズムにもいろいろな説があり，未だ解明されていません。

カルバマゼピンは，続けて服用していると分解されやすくなり，血中濃度が低下してしまうので，投与量設定のために血中濃度が参考になります。双極性障害の病名で保険診療で血中濃度を測定することができます。双極性障害における有効濃度は明らかではなく，てんかんに有効な血中濃度である5〜8μg/mL程度を参考にします。

副作用としては，Stevens-Johnson症候群が最も注意すべき副作用です。Stevens-Johnson症候群は，発疹のほか，全身の皮膚，粘膜および臓器の炎症を伴う重篤な副作用で，発疹が出た時点ですぐ中止すれば重症化は防げますが，放置すると重症化し，生命の危険や失明のおそれがあります。Stevens-Johnson症候群は，ゆっくり増量することである程度減らすことができるとされています。

もうひとつの重症な副作用は骨髄抑制で，白血球，赤血球が顕著に減少する場合があります。この場合，定期的に血液検査を行ってモニターし，問題があれば中止する，という対応が必要です。

中毒になると，小脳失調症状などがみられることもあります。

ラモトリギン

　ラモトリギン（商品名：ラミクタール®）は，抗てんかん薬として開発された薬ですが，2つの二重盲検比較試験により，双極性障害の病相予防効果が証明されました。また，急速交代型双極性障害に対する二重盲検比較試験で，双極Ⅰ型障害には有効でなかったものの，双極Ⅱ型障害に有効であったと報告されています。リチウムに次いで予防効果のエビデンスレベルが高い気分安定薬と言っても過言ではありません。しかし，双極性障害うつ状態の急性期に対しても，効果がある可能性があります。躁状態に対する急性効果はありません。

　ラモトリギンの血中濃度は，併用薬の影響を受けやすいため，投与量の設定のために血中濃度測定は有用ですが，保険診療で双極性障害の病名で血中濃度を測定することはできません。双極性障害における有効血中濃度は明らかではありません。

　副作用としては，カルバマゼピンと同様，Stevens-Johnson症候群があります。

　リチウム，バルプロ酸，カルバマゼピンという他の気分安定薬では抗躁作用がメインであるのに対し，ラモトリギンはうつに対する予防効果がメインであるという，全く異なった作用プロファイルをもっており，新しいタイプの気分安定薬として大いに期待されています。

　日本では，2011年に「双極性障害における気分エピソードの再発・再燃抑制」という適用を取得しました。現在，日本で双極性障害の予防に適用をもつ唯一の薬となりました。

非定型抗精神病薬

　通常，気分安定薬と呼ばれるのは上記のような薬剤ですが，統合失調症の治療薬として開発された非定型抗精神病薬のなかにも，躁状態，うつ状態に対する効果，および予防効果が報告され，リチウムに匹敵するほどの気分安定薬的な効果が証明されている薬もあります。

　オランザピン（商品名：ジプレキサ®）は，抗躁作用，抗うつ作用，および再発予防効果があります。日本では，双極性障害の躁症状およびうつ症状の両方の治療薬として承認されています。

　副作用としては，非定型抗精神病薬に共通な特徴である，食欲亢進，体重増加，糖尿病誘発作用があります。

　アリピプラゾール（商品名：エビリファイ®）は日本の大塚製薬により開発され，世界的に広く用いられている薬で，内因性のドパミンが少なければその作用を強め，内因性のドパミンが多いときにはその作用を阻害すると考えられています。躁状態というドパミン過剰状態と，うつ状態というドパミン欠乏状態を繰り返す双極性障害の病態を考えると，魅力的な薬です。しかしながら，躁状態に対する作用と躁状態への再発予防効果はありますが，双極性障害のうつ状態への効果，うつ状態の予防効果はないようです。日本では双極性障害の躁症状に適用があります。

　クエチアピン（商品名：セロクエル®）は，ドパミンD_2受容体阻害作用とセロトニン受容体の阻害作用をもつことにより，錐体外路症状が出にくい「非定型抗精神病薬（あるいは第二世代抗精神病薬）」として開発されました。抗躁作用，再発予防効果に加え，双極性障害うつ状態に対して，2つの臨床試験でプラセボに勝る抗うつ効果がみられました。また作用プロフィールをみても，単なる鎮静効果ではなく，悲哀感，興味喪失などの中核症状への効果がみられることから，双極性障害のうつ状態に対して有効な薬として期待されます。

ただし，日本での適応症は統合失調症のみで，保険診療では用いることができません。

双極性障害にはなるべく使わないほうが良い薬
――抗うつ薬

うつ病と違って，双極性障害に対しては，抗うつ薬の有効性は証明されていません。そして，古いタイプの抗うつ薬である三環系抗うつ薬は，むしろ双極性障害を不安定化させることが明らかになっています。

また，新しいタイプの抗うつ薬であるSSRI（セロトニン選択的取り込み阻害薬）も，双極性障害に有効という証拠はありません。また，SSRIには，賦活症候群（activation syndrome）と呼ばれる，焦燥感などの反応がみられることや，自殺念慮が悪化するケースなどがありますが，こうした症状は双極性障害の素因と関係があるかもしれないと想像されています。いずれにせよ，双極性障害では，できる限り抗うつ薬を使わないようにしたほうが良いと考えられています。

おわりに

以上のように，気分安定薬のなかでも，特にリチウムは副作用が強く使いにくい薬であるために，患者さん本人や家族が，その使い方を熟知して，副作用の出現時に適切に対応する必要があります。また，このように副作用の強い薬を飲み続けるということは並たいていのことではなく，服薬の必要性についても，十分理解してもらう必要があります。

本章で述べたような内容は，ほとんどすべて，患者さんとご家族にも説明すべき内容ばかりです。しかしながら，双極性障害の

患者さんは，一般に病気の存在を否認する傾向があります。

また，発症したばかりの患者さんの場合は，ここで述べたようなこと，すなわち，ほとんどの人が再発し，生涯にわたって治療が必要，といったことを伝える場合には，反発や落ち込みなど，さまざまな心理的反応が生じる可能性を念頭においておかねばなりません。

このように，患者さんの特徴を理解し，患者さんの心理をよく考慮しながら，病気の性質，薬の作用と副作用，病気への対処法などを学んでもらうことを，心理教育といいます。

双極性障害では，こうした心理教育が大変に重要で，薬物療法とならぶ治療の柱と呼ぶべきものです。こうした患者さんやご家族の説明には，病院に用意されているパンフレットや「患者さん・ご家族のための躁うつ病の手引き」http://square.umin.ac.jp/tadafumi/Living_with_bipolar.pdf などを用いることができます。

時間の短い外来のなかでは，どうしてもこうした心理教育はおろそかになりがちです。

主治医と相談しながら，看護の一環として，こうした心理教育を取り入れていけば，患者さんの社会生活レベルの悪化を防ぎ，長期的な予後を改善することにつながるはずです。

文　献

加藤忠史（2009）双極性障害 ―― 躁うつ病への対処と治療．筑摩書房．
加藤忠史（2012）躁うつ病はここまでわかった 第2版 ―― 患者・家族のための双極性障害ガイド．日本評論社．
加藤忠史監修（2012）「双極性障害」ってどんな病気？　大和出版．
日本うつ病学会双極性障害委員会
　（http://www.secretariat.ne.jp/jsmd/sokyoku/）．
躁うつ病のホームページ（http://square.umin.ac.jp/tadafumi）

精神疾患の薬物療法講義

第4講

抗不安薬

中川 敦夫
Atsuo Nakagawa

不安とは何でしょうか？

　「不安」（anxiety）は，対象に差し迫った危険を知らせる信号で，その信号は脅威への対処を促す極めて適応的な情動（比較的短期の感情の動きのこと）のひとつです。似たものでは「恐怖」（fear）という原始的な情動もありますが，こちらは既知のはっきり限定された脅威，または非葛藤的な脅威に対するものです。動物が恐怖に見舞われたときの反応として「闘争・逃走反応」（fight-or-flight response）というものがあります。ある動物が天敵に襲われそうになった場合，その動物は脅威を感じ，戦うか（たとえば「窮鼠猫を噛む」）または逃げるか（たとえば「三十六計逃げるに如かず」）という反応を示すというものです。不安は，この「闘争・逃走反応」が発展したものであると考えられています。そのような観点から「不安」は，生存競争を勝ち抜くのに大切な適応的な反応といえるのです。ちなみにこの「不安」は大きく分けて2つの要素から構成されます。1つは動悸や発汗のような生理的な反応であり，もう1つは緊張や怯えなどの心理的（内的な）反応です。

　ところで，人は日常生活ではさまざまな出来事を体験します。その人にとって，その出来事がストレスとなりうるかどうかは，その出来事の性質やその人の資質・心理的防衛機制・対処行動によって決まります。そして，そのストレスが持続したり，あるいはあまりにも大きかったりすると，バランスが崩れ，顕著な不安を感じることになります。このような顕著な不安が持続すると，病的なあるいは非適応的な反応しか示されなくなることがあり，しまいには精神疾患を発症する可能性があるのです。

不安の症状とは何でしょうか？

強い不安を呈する人は，出来事に対する特徴的な情報処理を認めます。たとえば，被害や危険に対する恐怖が過剰になっていたり，潜在的脅威に関する情報への注目が亢進していたり，場面におけるリスクを実際よりも大きく見積もる傾向が強くなったり，恐ろしい場面をうまく処理できる能力を実際よりも小さく見積もる傾向が強くなったり，身体刺激に対する誤った解釈をしてしまう傾向にあったり，などが挙げられます。こうした出来事に対するアンバランスな情報処理により，次第に，懸念，恐怖，パニック，心配やイライラといった不安症状を呈することがあるのです。場合によっては動悸，過呼吸，めまいなどさまざまな自律神経症状（表1）を伴う強い突然の恐怖を認める「パニック発作」（panic attack）を呈する人もいます。このように，不安症状は多彩で，臨床では実に多く患者さんが不安を訴えて医療機関を受診します。医療機関の場合は，適応障害やパニック障害，社会恐怖，強迫性障害，外傷後ストレス障害などの不安障害，そしてうつ病や統合失調症などさまざまな精神疾患が背景にあることが多いです。

表1　不安の自律神経症状
下痢
めまい，浮遊感
血圧上昇
動悸
発汗
呼吸困難
振戦
胃部不快感
頻尿，排尿困難，尿意促迫

不安の生物学

扁桃体という脳の特定部位の活動亢進が不安と強く関連するという報告は多く，扁桃体は不安の主要な役割を担っていると考えられています。扁桃体への情報入力には直接的なものと，脳の他

の部分である前頭前野，海馬を経由して扁桃体に情報を入力するといった間接的なものがあります。これらの情報が扁桃体において不安・恐怖と判断されると，各部位にその情報は伝達され，不安症状が発現すると考えられています。ベンゾジアゼピン系抗不安薬やセロトニン系抗不安薬は，扁桃体への情報入力を阻害することによって不安・恐怖を抑制すると考えられています。

一方，脳幹には青斑核というノルアドレナリン作動性ニューロンの神経核があります。この青斑核が活性化されるとノルアドレナリンが分泌され，頻脈，発汗，振戦などの自律神経症状が起こります。そしてその刺激が大脳辺縁系に伝わると，不安を感じることになります。青斑核で誤作動を起こされ，何も危険がないのに「警報」を鳴らし続けられると，大量のノルアドレナリンが分泌されて自律神経は刺激され，動悸やめまいなどの自律神経症状を起こしてしまいます。これが，パニック発作と考えられています。動物実験では，この青斑核を電気刺激をすると，不安に類似した状態がつくられることが確認されています。こうした生物学的知見を基盤に，ノルアドレナリン系抗不安薬ではノルアドレナリン系神経の過活動を抑えることによって不安の緩和をはかっていると考えられています。

ところで，前頭部の深いところに前部帯状回皮質という部位があります。この部分の神経回路は，強迫症状と深く関わっており，ある思考から別の思考へと視点を変えるといった認知の転換を担っているといわれています。すなわち，前部帯状回が過活動となっていると，物事の考え方に柔軟性がなくなると考えられています。強迫性障害の患者さんでは，前部帯状回皮質の活性が亢進しているため適応的な認知の転換が失われ，合理的な（適応的な）思考で不安や恐怖といった情動を制御できなくなっているといわれています。

抗不安薬とは何でしょうか？

「抗不安薬」（anxiolytics）は不安症状の緩和に使用される薬物です。「鎮静薬」（sedatives）は，自覚的緊張を緩和し，精神的な静穏をもたらしますが，これも抗不安薬と同義用語として使われます。ちなみに「睡眠薬」（hypnotics）は，睡眠を誘発するために用いられる薬物ですが，日中に用いられるものは抗不安薬や鎮静薬として区分されることが多いのですが，これらの間には明確な違いはないのが実際です。このため，抗不安薬，鎮静薬，睡眠薬をまとめて「マイナー・トランキライザー」（minor tranquilizer）とも呼ぶ少し古めの教科書もあります。いずれにしても，抗不安薬は，主として不安，緊張，焦燥を選択的に緩和させる目的で使用されます。抗不安薬の使用により，患者さんは強い不安や身体苦痛から解放されて心理的ゆとりをもつことが可能になり，環境の調整や精神療法などにも取り組みやすくするなど治療を促進するという大きなメリットがあります。また，抗不安薬は，各々の薬剤により鎮静作用・催眠作用・筋弛緩作用の強さに違いがあるため，その特徴を生かして睡眠導入薬，麻酔前投薬，抗けいれん薬として利用されることがあります。

抗不安薬は大きく分けると「ベンゾジアゼピン系抗不安薬」と「非ベンゾジアゼピン系抗不安薬」に分類されます。ベンゾジアゼピン系抗不安薬は，GABA（γ-アミノ酪酸）受容体と結合すると活性化され，神経を過分極状態にすることで中枢神経を抑制し，鎮静や筋弛緩作用を生じます。一方，非ベンゾジアゼピン系抗不安薬では，セロトニン（5-HT）という神経伝達物質を受け取る受容体のひとつであるセロトニン1A型（5-HT$_{1A}$）受容体を刺激することで不安の緩和をはかるセロトニン系薬剤，そしてノルアドレナリンの過活動を抑えて不安を緩和させるノルアドレナリン系の薬剤などがあります（表2）。

表2　おもな抗不安薬

		一般名	商品名
1. ベンゾジアゼピン系抗不安薬			
短期作用型 (6時間以内)	高力価型	エチゾラム	デパス®
	低力価型	クロチアゼパム	リーゼ®
中期作用型 (12〜24時間以内)	高力価型	ロラゼパム アルプラゾラム	ワイパックス® コンスタン® ソラナックス®
	中力価型	ブロマゼパム	レキソタン®
長期作用型 (24時間以上)	高力価型	メキソゾラム	メレックス®
	中力価型	ジアゼパム クロキサゾラム	セルシン® ホリゾン® セパゾン®
	低力価型	クロルジアゼポキシド メタゼパム	コントール® レスミット®
超長期作用型 (24時間以上)	高力価型	フルトプラゼパム ロフラゼプ酸エチル	レスタス® メイラックス®
	低力価型	プラゼパム	セダプラン®
2. 非ベンゾジアゼピン系抗不安薬			
1) セロトニン1A型 (5-HT$_{1A}$) 作動薬		タンドスピロン クエン酸塩	セディール®
2) α_2 作動薬		クロニジン (適応は高血圧症)	カタプレス®

抗不安薬の副作用

　ベンゾジアゼピン系抗不安薬は鎮静作用，筋弛緩作用も有するため，常用量でも眠気，ふらつき，脱力感を認めることがあります（表3）。このため転倒事故や自動車事故は報告されているので注意を要します。特にベンゾジアゼピン系抗不安薬とアルコールとの併用は，作用を増強してしまうので回避すべきです。またベンゾジアゼピン系抗不安薬は，一般的に飲み心地の良い薬のため，長期にわたる漫然とした処方は，乱用や依存の問題を生じる可能性もあるので十分な注意が必要になります。いずれにしろ，

表3 抗不安薬の副作用

1. ベンゾジアゼピン系抗不安薬	
高頻度の発現	眠気, ふらつき, めまい, 注意・集中の低下, 倦怠感, 脱力感など
中〜低頻度の発現	頭重, 頭痛, 健忘, 不眠, 耳鳴, 歩行失調, 複視, 霧視, 舌のもつれ, 動悸, 血圧低下, 消化器症状（悪心, 下痢, 便秘, 食欲不振, 口渇, 胃部不快感, 嘔吐, 胃部膨満感, 上腹部痛, 胸焼け等）など
重大な副作用	依存性, 刺激興奮・錯乱, 呼吸抑制
2. 非ベンゾジアゼピン系抗不安薬	
タンドスピロン	眠気, ふらつき, めまい, 倦怠感, 動悸, 消化器症状（悪心, 下痢, 便秘, 食欲不振, 口渇, 胃部不快感, 嘔吐, 胃部膨満感等）など

　副作用や有害な事象を認めた場合には，抗不安薬の減薬あるいは中止をしていきます。なお中止する際には，急激な中断を行うと反跳性不安や退薬（離脱）症候を起こし，不安定になることがありますので注意が必要です。特に短期型ベンゾジアゼピン系抗不安薬の連用をしている事例では，慎重な減量計画が必要となります。ちなみにベンゾジアゼピン系抗不安薬は，急性狭隅角緑内障および重症筋無力症を有する患者さんに対しての使用は禁忌となっています。一方，タンドスピロンはベンゾジアゼピン系抗不安薬に比較して依存性や眠気，筋弛緩などが少ないという特徴があります。

　高齢者では転倒骨折のリスクとして，超長期・長期型ベンゾジアゼピン系抗不安薬の使用は知られています。このため，どうしてもベンゾジアゼピン系抗不安薬を使用する際は中期作用型が好ましくなります。また，高力価の短期作用型ベンゾジアゼピン系抗不安薬は，せん妄や健忘などの認知機能の低下による混乱を生じることがあるので注意が必要です。また身体合併症を有する患者さんでは，ベンゾジアゼピン系抗不安薬が呼吸抑制を起こすことがあるので，慎重に投与を行うべきです。さらに，妊婦へのベンゾジアゼピン系抗不安薬の使用は，アメリカ医薬品規制局

（FDA）によれば，人間に関する調査・研究では胎児に有害であることを示すいくつかの報告はされています。ただ，その使用によるベネフィットがその潜在的なリスクを上回っていれば，使用が正当化されるとしています。いずれにしても抗不安薬は使用する際，その人のリスクとベネフィットを勘案して慎重に使用されるべき薬剤なのです。

抗不安薬の使い分け

　一般に不安障害への治療戦略の基本は，抗うつ薬や抗不安薬による薬物療法と認知行動療法などの精神療法になります。しかし，急性期治療において，効果の発現が早いという理由で抗うつ薬に併用して抗不安薬が短期的に使用されることがあります。このような場合，抗不安効果の強さや重篤な副作用の少なさから，ベンゾジアゼピン系抗不安薬が第一選択になることが多いです。パニック発作など強い不安に対しては短期・中期作用型ベンゾジアゼピン系抗不安薬の選択を考慮し，全般性不安障害などの持続的な不安には中期または長期作用型ベンゾジアゼピン系抗不安薬の選択を考慮します。また，離脱や反跳性不安を避けるためには作用時間の長い薬剤（ジアゼパムなど），老人や身体疾患の合併を認める場合には筋弛緩作用の少ない薬剤（クロチアゼパムなど）や蓄積の少ない薬剤（ロラゼパムなど）を選択するなど，各薬剤の特徴を考慮して選択します。このように，臨床では患者さんの臨床症状や臨床背景，そして抗不安薬の効果および副作用の特徴を総合的に考慮して薬物の選択が行われます。

　パニック障害の急性期治療を例にすると，選択的セロトニン再取り込み阻害薬（SSRI）を治療用量まで漸増しながら4～12週間使用し，それでも不安が強く急速に緩和を図る必要がある場合は，ベンゾジアゼピン系抗不安薬を併用することが，アメリカ精神医学会のガイドライン（American Psychiatric Association, 2004）で推

奨されています。そして、ある程度不安症状が緩和されたならば、4～10週間かけてベンゾジアゼピン系抗不安薬を徐々に減量するように推奨しています。うつ病の急性期治療では、抗うつ薬とベンゾジアゼピン系抗不安薬を併用すると、治療開始4週間までは抗うつ薬の治療反応率を高め、なおかつ抗うつ薬治療の中止例を減らすことが報告されています（Furukawa et al., 2001）。しかし、4週間を経過すると併用治療による治療の増強効果がはっきりしなくなることが、同論文で報告されています。

抗不安薬の処方の開始にあたって

　まず、患者さんはおおむね治療への潜在的な不安や不信をある程度は抱いていることを治療者は認識すべきでしょう。そのため、治療初期は病状が不安定であるため、その症状が患者さんの病気による症状の変動なのか薬による副作用なのかはっきりと峻別することは難しく、また患者さん自身もその判断が困難な場合も多いです。このため安易に抗不安薬を変えたり、抗不安薬の容量を増やしたりするのではなく、患者さんに対して必要に応じて症状に関する疾患教育を交えることが大切になります。たとえば、「その集中力の低下は、お薬の副作用というよりも病気の症状の可能性が高いかもしれません。この段階でお薬をすぐやめると、また以前のイライラが出てきてつらくなると思いますので、ものすごく眠くなければ次の診察までお薬を継続してみませんか？　お薬の効き方もだんだんと安定するかもしれませんので、ここはお時間をいただけませんか？　そして、ある程度落ち着いたら、この薬は徐々に減らしていきますので……」と説明すると有効な場合もあります。このときも、症状評価とその患者の気質の見立てをきちんとしておく必要があります。適正な疾患教育や服薬指導により疾患や治療への理解が進み、医師－患者関係を促進することが、治療の上では大切なのです。

実際の治療

症例 1
精神病症状を伴わない重症のうつ病エピソード
(ICD-10診断：F32.2)

▶▶ 35歳，男性

◆── 主訴
　気分の落ち込み，気力低下。

◆── 生活歴
　東京にて出生，同胞2名中第1子，父母と同居。元来より几帳面である反面，融通が利かない性格。大学での成績は良好で，大学卒業後，システムエンジニアとして就職。

◆── 現病歴
　X-1年7月（34歳時），会社の異動先部署の新しい仕事をうまくこなせず，次第に精神的負荷を感じるも，なんとか頑張って勤務を続けていた。しかしX年2月頃から，徐々に不眠，倦怠感，胃痛などの症状を認め出社困難となっていったため，会社内の診療所を受診。その後も通院をしながら勤務を続けるが，X年3月頃から次第に朝起きられなくなり，会社も休む日が多くなっていった。抑うつ気分は悪化傾向を示し，自責感と同時に焦燥感も強くなったため，X年4月某日，○○病院精神科を初診した。既往歴は特になし。

◆── 初診時診察所見
　1日中持続する気分の落ち込み，関心・意欲の低下，無価値感を認め，「周囲に迷惑をかけている」という自責感，「はやく仕事を片付けなければ」といったイライラ感や焦燥感を

認めた。睡眠障害を認めたが，希死念慮は否定した。

◆── 治療方針

　うつ病の診断のもと，外来での急性期治療を開始することにし，まず自宅療養を開始すると同時に，薬物療法を行うことを決めた。薬物療法としては，抗うつ薬ではセルトラリン（ジェイゾロフト®）（50mgを夕食後）を主剤とし，焦燥感が強いためベンゾジアゼピン系抗不安薬のロラゼパム（ワイパックス®）（0.4mgを朝・夕食後）を開始した。また不眠もあったのでブロチゾラム（レンドルミン®）0.25mgを就寝前に服用開始した。

◆── 治療経過

　1週間後の診察で，焦燥感や睡眠はだいぶ軽減したが，意欲低下や抑うつ気分は残遺していた。本人は，会社を休むことに「申し訳ない」という気持ちと，「少し体は楽になった」といった気持ちを訴えた。身体面において環境調整およびベンゾジアゼピン系抗不安薬による薬物併用療法は一定の効果を認めたと考えられた。

◆── 解説

　本症例のように順調に仕事をこなしていた生真面目な人が，あることを契機に職場への不適応を起こし，焦燥を伴ううつ病を発症する事例をよくみかけます。職場から離れるといった環境調整と，ベンゾジアゼピン系抗不安薬であるロラゼパムの開始により，不安焦燥の急速緩和にはある程度の効果があったと思われます。しかし，意欲低下や抑うつ気分などの抑うつの中核症状に対しては，この時点では十分な改善は認めておりませんので，粘り強い治療が必要になります。

　焦燥が強いうつ病の急性期症例の場合，ベンゾジアゼピン系抗不安薬と抗うつ薬の併用による薬物療法を4週間程度行

い，焦燥や不安が緩和したら，ベンゾジアゼピン系抗不安薬を漸減中止し，抗うつ薬単独による継続治療を行っていくことが一般的に推奨されています。特に焦燥を伴ううつは，自殺企図リスクとも関連が報告されており，一刻も早い症状の改善が重要となります。一方，ベンゾジアゼピン系抗不安薬副作用である眠気やふらつきなどを，きちんと再来の診察で評価することは大切といえます。

症例 2
強迫性障害，強迫思考および強迫行為が混合するもの
（ICD-10 診断：F42.2）

▶▶ 24歳，女性

◆── 主訴
忘れ物をしたのではないかと気になって仕方ない。

◆── 生活歴
東京にて出生，同胞なし，父母と同居。小学生のとき，悪口を言われるなどの軽いいじめがあったものの，中学校，高校に進学後は特に問題なく過ごしていた。大学理工学部に進学し，人材派遣業の営業職に就職。元来より完全主義，負けず嫌いである。精神科的遺伝負因なし。

◆── 現病歴
大学2年時，突然身の置き所がなくなる不安発作を発症。このため近くの総合病院精神科を受診し，パニック障害の診断にてSSRIであるパロキセチン（パキシル®）が開始され，次第に不安発作の発現頻度も減少したため通院を自己中断。大学3年時，再度パニック発作を頻回に認めるようになったため通院を再開した。SSRIのフルボキサミン（ルボックス®，

デプロメール®）50mg／日，さらに不安も顕著であったためベンゾジアゼピン系抗不安薬であるアルプラゾラム（コンスタン®，ソラナックス®）0.8mg／日も併用された。薬物療法にて次第に改善した。その後，症状は軽快し，無事卒業。就職後は問題なく経過するもX年1月頃より客先に出向いた際，「余計な書類を渡したのではないだろうか」ということを気にしだしたのを契機に，さまざまなことに対して「間違えたのではないか」という不安に駆られるようになった。さらに職場で「忘れ物をしたのではないか」と心配になり，「カバンの中身をひっくり返し，時には駅まで戻って確認し，営業先まで戻っては忘れ物を何度も確認するようになっている……」と訴えた。次第に「不要な書類もシュレッダーをかける際は，大事なものを捨ててしまうのではないかと不安で仕方ない」「ゴミも捨てられなくなっている」と顕著な不安を訴え，症状があまりにもつらく，X年3月末退職した。症状が重症化したため，当院にX年4月紹介初診をした。

◆ ── 初診時診察所見

　確認行為をしないと，不安，緊張感，動悸，めまいなどが出現するとのこと。暇な時間があると，「変だけど，あのときにきちんと書類は処理したかなど，いろいろと前の仕事のことを思い出してしまう」と訴えた。患者は物を失くすことへの反復的，持続的な思考を侵入的で不適切なものとして体験しており，またそれにより強い不安や苦痛を生じていた。さらにこれに反応して反復的な確認行為が認められていた。こうした所見から，強迫性障害と診断した。

◆ ── 治療方針

　強迫性障害に対する患者本人の病状理解を促進するため，強迫性障害の生物学的・行動学的な説明を含めた疾患教育を治療の第一目標にあげた。同時に薬物療法としては，強迫症

状に対してSSRIのフルボキサミンを徐々に増量を目指し，不安感も認めているためアルプラゾラム1.2mg／日も併用した。

◆── 治療経過

隔週の診察では，強迫行為をすればするほど悪化する疾患モデルを患者と何度も確認し，気分転換リストの作成をしてもらい，友人に会う，買い物する，テレビを見るなどの気分転換の実施をした。顕著な不安は減ってきた後の治療開始6カ月目に，アルプラゾラムを漸減中止した。そしてフルボキサミンのみの薬物療法を継続し，不安の強いものをリストアップさせる不安階層表を作成し，認知行動療法的アプローチのひとつである曝露反応妨害法を行った。不安症状のコントロール感覚も次第に生じ，治療開始1年後のX＋1年4月からはアルバイトを開始でき，現在は就労に至っている。

◆── 解説

本症例は，強迫性障害に対して，まずSSRIと抗不安薬の薬物療法および心理教育や気分転換などの心理社会的療法にて症状緩和をはかりました。ある程度落ち着いた後に，認知行動療法を併用することで症状の改善から社会機能の回復を目指していきました。薬物療法に心理社会療法を併用すると，日常生活の機能改善がなされ，それが結果的に治療の改善をも高めるといわれています。このように，強迫性障害の治療は，薬物療法だけではうまくいかないケースが多く，認知行動療法的な介入を要する場合が多いです。一般的に，不安が強い強迫性障害の場合はベンゾジアゼピン系抗不安薬を併用することにより急性期の不安の緩和をはかりつつも，SSRIと認知行動療法的アプローチにて強迫観念・行為の症状の改善に取り組んでいくことになります。

症例 3

広場恐怖，パニック障害を伴うもの
(ICD-10診断：F40.01)

▶▶ 21歳，女性

◆── 主訴

電車に乗っていると緊張，不安が高まり，電車に乗れない。

◆── 生活歴

同胞2名中の第2子。現在両親との3人暮らしの大学4年生。X−1年12月「混んでいる電車に乗っていると突然緊張し，息苦しくなり，錯乱しそうになった。それ以降，何度もそのような発作が起こり，不安で降りたくなる」と訴え大学の医務室を受診し，自宅に近い精神科クリニックを紹介され，X年3月受診。特記すべき既往歴なし。

◆── 初診時所見

「何度も息苦しくなることがある」「以前は平気であった電車，特に急行電車が息苦しくなるのではないかと不安になって乗れない。すぐ自分の意思で降りられる車はなんとか乗れるが，息苦しくなったらどうしよう。車が渋滞に巻き込まれるときも息苦しくなることがある」と訴えた。患者は予期できない反復する不安発作を認め，さらにその発作が生じた場合にその場から逃れられないと思われる状況を回避しており，これらの所見から，広場恐怖と診断された。

◆── 治療方針

広場恐怖の疾患教育を進めながら，薬物療法としては，ベンゾジアゼピン系抗不安薬のロフラゼプ酸エチル（メイラックス®）2mg／日とSSRIセルトラリン（ジェイゾロフト®）

25mg／日の使用を開始し，経過を観察した。そして，不安発作時にはエチゾラム（デパス®）0.5mgの頓用を使用するように勧めた。

◆──治療経過

当初は電車に乗ることは困難であったが，治療開始から2カ月頃から「不安はあるが，電車は70％くらい乗れるようになって楽になった」と述べ，「乗る前にそのときの調子で急行に乗るか各駅停車に乗るか決めている」とある程度コントロールできるようになり，頓用薬を使用せずに済むようになった。治療開始3カ月目には旅行を無事終え，自信をもった様子であった。次第に電車の乗った際の不安は軽減し，問題なく乗れるようになっていった。

◆──解説

本症例は，突然生じた「緊張」「息苦しさ」などのパニック発作によって始まり，続いてそれが何度も起こったことで，また再発するのではないかという「予期不安」が生じました。さらに，症状が生じたときには逃れられない場面，例えば各駅停車に比べて長い区間停車しない特急電車を回避するなど，生活範囲を限定する「広場恐怖」が生じていきました。これらの所見から，アメリカ精神医学会のDSM-IV診断では広場恐怖を伴うパニック障害，WHOのICD-10診断ではパニック障害を伴う広場恐怖が該当すると思われます。

パニック障害や広場恐怖の最も有効な2つの治療方法は薬物療法と認知行動療法といわれています。薬物療法としては，一般にSSRIやクロミプラミン（アナフラニール®）から開始し，症状が重篤で早急な改善が必要な場合はベンゾジアゼピン系抗不安薬を併用し，その後はベンゾジアゼピン系抗不安薬を漸減していきます。またロフラゼプ酸エチル（メイラックス®）やクロナゼパム（リボトリール®）などの作用時

間の長いベンゾジアゼピン系抗不安薬は，パニックが起こるかもしれないという予期不安に使用されることが多い薬です。本症例でも，SSRIと作用時間の長いベンゾジアゼピン系抗不安薬を併用し，その効果を認めました。薬物療法が奏功した場合には通常8〜12カ月は継続すべきともいわれていますが，薬物療法を中断すると再発する例も多いのが実情です。本症例において薬物療法をいずれ中止する方針を立てるならば，認知行動療法などの介入を行い，再発予防策を立てておくことが好ましいと考えられます。

まとめ

抗不安薬は，患者さんの強い不安や身体的苦痛から解放し，心理的ゆとりをもつことを可能にし，環境の調整や精神療法などにも取り組みやすくするなど，治療を促進するという大きなメリットがあります。一方，この飲み心地の良さや即効性が乱用や依存の問題，そして常用量でも眠気，ふらつき，脱力感による転倒事故や自動車事故が報告されているので注意を要します。このため，治療者は患者に適正な疾患教育や服薬指導を行いながら，その人のリスクとベネフィットを勘案して抗不安薬の使用していくことが大切になります。

文　献

American Psychiatric Association (2004) Practice Guidelines for the Treatment of Patients with Panic Disorder. American Psychiatric Association, Washington D.C.

Furukawa, T.A., Streiner, D.L. & Young, L.T. (2001) Is antidepressant-benzodiazepine combination therapy clinically more useful? : A meta-analytic study. Journal of Affective Disorder 65 ; 173-177.

精神疾患の薬物療法講義

第5講

睡眠薬

田ヶ谷 浩邦
Hirokuni Tagaya

睡眠薬とは何か？
── コンセプト：どのような病気／症状に使うのか？

　睡眠薬はその名の通り，眠るための薬で，「眠れない」という症状（不眠）に対して使われます。眠気を引き起こす物質はたくさんありますが，今日睡眠薬として使用されているのはベンゾジアゼピン系睡眠薬（BZ），非ベンゾジアゼピン系睡眠薬（non-BZ）という一群の薬剤です。

　日本人の成人の20〜25%が不眠を自覚しており，高齢になるほど多くなります。この頻度は日本以外の国で行われた調査でも，大きな違いはありません。このため，睡眠薬は病院で処方されている薬剤のなかで最も広く使われている薬剤のひとつで，日本人の成人の4〜6%が睡眠薬を常用しており，精神科以外の診療科で発行される処方箋の約5%に睡眠薬が含まれています。

　「眠れない」という症状を不眠といいます。どのようなときに不眠が自覚されるかというと，「眠りたいときに眠れずつらく感じる」ときと，「眠っても疲れがとれず，休養が不十分と感じる」ときです。つまり，不眠は主観的な症状であり，実際に何時間眠っているかとは関係がない場合が多いのです。

　不眠が自覚されるのは以下のような場合です。

1. 睡眠を妨害する要因

　眠りにつくことを妨げ，睡眠を浅くし，中断するような要因によって，よく眠れず，睡眠による休養が不十分となる場合です。

　ほとんど全ての身体の病気（身体疾患）が不眠を引き起こします（表1）。中枢神経疾患で，睡眠中に働いている神経核がうまく働かなくなることがあります。パーキンソン病などの変性疾患，認知症，脳梗塞などでは，不眠や，夜間の意識障害などがよくみられます。身体疾患で，痛み，痒み，息苦しさ，不随意運動，頻

尿，口渇など，不快な症状が引き起こされると，寝付きにくくなり，睡眠が浅く，細切れになります。

　精神科の病気（精神疾患）の患者さんのほとんどが不眠になります。病的な興奮により眠れない場合，うつ状態のため眠れない場合，極度の不安のため眠れない場合などがあります。

　酒（エタノール），タバコ（ニコチン），カフェインは三大嗜好品と呼ばれますが，これらは全て不眠を引き起こします。寝酒を睡眠薬代わりに利用している人が多いことからわかるように，エタノールには眠気を引き起こす作用（催眠作用）があります。しかし，この作用は2〜5時間程度しか続かず，酒が切れてくると逆に目が覚めやすくなり，睡眠時間の後半は不眠になります。深酒をした後，明け方に何度も目が覚めたり，翌日眠くて困ったという経験がある人も多いと思います。エタノールは寝付きだけはよくしますが，一晩全体としては不眠を引き起こすのです。おまけに，寝酒を繰り返していると，慣れが生じて同じ量では効かなくなります（耐性の形成）。このため，どうしても酒量が増えがちです。慣れが生じている状態で寝酒をやめると，強い反動が生じ，寝酒を始める前よりもひどい不眠になります（離脱症状）。エタノールは不眠の原因であるだけでなく，肝機能障害や，神経障害，糖尿病などの生活習慣病の原因にもなります。タバコの煙に含まれるニコチンには覚醒作用があります。煙の形で体内に取り込むと，数秒で脳に達します。ニコチンの覚醒作用は数時間持続しますので，床に入る前や，夜中に目が覚めたときに一服すると不眠の原因になります。カフェインにも覚醒作用があります。カフェインがコーヒー，紅茶に含まれていることは有名です。そのほか，日本茶，ウーロン茶などの茶葉から溶かし出す飲み物，コーラ類，健康ドリンク，ココア，チョコレートなどに含まれています。カフェインのほとんどは飲み物や食べ物の形で体内に取り込むため，カフェインが脳に届くまで30分近くかかり，この後数時間にわたって覚醒作用が持続します。寝る前にコーヒーを飲んでも，カフェインが効いてくる前に寝付くことができますが，その後の睡

表1 睡眠障害をきたす身体疾患

	疾　患	睡眠障害の原因	睡眠障害の種類
中枢神経系疾患	パーキンソン病 進行性核上性麻痺	寡動・筋強剛 呼吸筋運動不全 脳幹のレム中枢の障害	不眠 睡眠時無呼吸 睡眠中の異常行動
	オリーブ橋小脳変性症(OPCA)シャイ・ドレーガー症候群	脳幹のレム中枢の障害	睡眠中の異常行動
	てんかん	睡眠中の発作 発作後もうろう状態	不眠 夜間の異常行動 日中の過眠様症状
	脳血管障害	睡眠中枢の障害 呼吸の障害(中枢・末梢)	不眠, 過眠 睡眠中の異常行動 睡眠時無呼吸
循環器疾患	上室性期外収縮 心室性期外収縮	不整脈	不眠
	夜間狭心症, 心筋梗塞	胸痛	不眠
	高血圧	交感神経系過活動？ 睡眠時無呼吸	不眠, 過眠
	うっ血性心不全	肺うっ血(呼吸困難) 中枢性無呼吸	不眠, 過眠
	人工透析(腎不全)	レストレスレッグス症候群	不眠, 過眠
呼吸器疾患	気管支喘息	ぜんそく発作	不眠, 過眠
	肺気腫, 慢性気管支炎などの慢性閉塞性肺疾患, 肺性心	レム睡眠中の低換気	不眠, 過眠
	気管支拡張症 慢性気管支炎など	睡眠中の喀痰	不眠, 過眠
消化器疾患	逆流性食道炎	胃液の逆流, 誤嚥	不眠
	幽門部胃潰瘍 十二指腸潰瘍	心窩部痛	不眠
	クローン病 過敏性大腸炎	腹痛・下痢など	不眠, 過眠
内分泌・代謝疾患	甲状腺機能亢進症	興奮・焦燥など	不眠
	甲状腺機能低下症	傾眠, 抑うつなど 甲状腺腫大による無呼吸	不眠, 過眠
	クッシング症候群 (副腎皮質ホルモン過剰)	抑うつ, 意識障害など 肥満による無呼吸	不眠, 過眠
	副腎不全 (副腎皮質ホルモン欠乏)	電解質異常, 低血糖	傾眠
	末端肥大症 (成長ホルモン過剰)	中枢性・末梢性無呼吸	過眠, 不眠
	SIADH (抗利尿ホルモン過剰)	電解質異常	嗜眠
	糖尿病	口渇・多尿 神経障害による疼痛 肥満による無呼吸 低血糖, 抑うつなど	不眠 過眠 意識障害

疾　患		睡眠障害の原因	睡眠障害の種類
婦人科疾患	月経前症候群	抑うつ, 易刺激性など	不眠, 過眠
	月経困難症	プロスタグランジンが関係？　疼痛	不眠
	妊娠	ホルモン変動による？体重増加による無呼吸レストレスレッグス症候群	不眠, 過眠
	更年期障害	ほてりなど	不眠, イライラうつ状態
泌尿器科疾患	多尿（糖尿病, 前立腺肥大症, 膀胱炎, 尿道炎など）	尿意	不眠, 過眠
	尿失禁	尿意, 不快感おむつ交換	不眠
耳鼻科口腔外科疾患	鼻炎, 腫瘍, アデノイド, 反回神経麻痺, 巨大舌など	無呼吸	不眠, 過眠
眼科疾患	失明をきたす疾患	環境の明暗周期情報が体内時計に伝達できない	概日リズム睡眠障害
環境変化	ICU, CCU, 入院, 入所	感覚遮断, 各種ライン, 機器の騒音, 明暗のない環境, 急激な環境変化など	せん妄不眠昼夜逆転
手術・侵襲的処置		身体侵襲, 疼痛, 薬剤	せん妄不眠など
疼痛をきたす疾患	癌性疼痛, 帯状疱疹, 結石, 偏頭痛・群発頭痛, 三叉神経痛, 整形外科疾患, 痛風など	疼痛	不眠, 過眠
痒みをきたす疾患	アトピー性皮膚炎肝障害（黄疸）など	搔痒	不眠, 過眠
鉄欠乏性貧血をきたす疾患	消化管出血子宮筋腫など	レストレスレッグス症候群	不眠, 過眠

眠が浅くなってしまいます。

　身体疾患や精神疾患の治療のために使われる薬剤（処方薬）のなかには不眠を引き起こすものがあります（表2）。中枢神経系に作用する薬剤や，免疫系に作用する薬剤，抗がん剤は，不眠だけでなく，日中の過剰な眠気（過眠），幻覚，うつ状態などを引き起こすことがあります。たくさんの患者さんに使われている薬としては，気管支拡張薬，ニューキノロン系抗菌薬，降圧薬，高脂血症治療薬，消化性潰瘍治療薬，抗炎症薬，利尿薬などが不眠を引き起こします。近年，精神科以外でも広く使われるようになった選択的セロトニン再取り込み阻害薬（SSRI）も不眠を引き起こしますので注意が必要です。また，禁煙治療のためのニコチンパッチ，ニコチンガムも不眠を引き起こします。

　薬局で処方箋なしに購入できる一般大衆薬（OTC薬：over-the-counter薬）のなかにも，カフェインやキサンチン誘導体などを含み不眠を引き起こすものがあります（表3）。最近ブームになっている健康食品・サプリメントのなかにもエタノール，カフェインやハーブ，ビタミンなど不眠を引き起こす成分が含まれているものがあり，注意が必要です。最近，「血液をサラサラにするため」大量の水分をとっている方がいます。ですが，水分をとりすぎると，夜間に何度もトイレに起きることになり，不眠が引き起こされます。水分摂取で「血液サラサラ」になるという根拠は不十分です。睡眠不足で血圧が上がるほうが危険ですので，健康法はほどほどにしましょう。

　寝室の環境が睡眠に適さない場合にも不眠が出現します。周囲の騒音だけでなく，静かすぎる部屋も不安を引き起こすことにより不眠となることがあります。暑すぎる，寒すぎる，乾燥しすぎている，湿度が高すぎる，明るすぎる，暗すぎるなど，睡眠に適した環境はひとりひとり違いますので，自分に適した環境で眠ることが大切です。エアコンを入れっぱなしにするのは健康に悪いなどといわれていますが，自分に適した環境でなくてはよく眠れず，日中の活動にも影響が出ます。

生活習慣も不眠を引き起こします。夕方以降のカフェイン，ニコチン摂取を控えること，寝酒はしないことはもちろんのことです。身体が眠る準備を始めている時間帯には，交感神経系の活動が低下し，副交感神経系の活動が活発となります。このような時間帯に，激しい運動をしたり，精神的な興奮を引き起こすようなことをすると，再び交感神経系の活動が優位となって，眠気が吹き飛んでしまいます。また，入床直前に熱い風呂に入ることも激しい運動と同様に不眠を引き起こします。夜遅くなってからのゲーム，ビデオ，インターネットなども寝付きを悪くする原因のひとつです。性的なエクスタシーだけは例外で，眠りを誘うことが知られています。

2. 必要以上の睡眠をとろうとする

日本人成人の平均睡眠時間は約7時間ですが，必要な睡眠の長さには個体差が大きく，同じ個体でも加齢とともに短くなり，前日の睡眠や，その日の疲労度によっても異なります。必要以上に長い時間床についていると，健康な人でも入眠障害，中途覚醒，早朝覚醒が出現します。長時間の昼寝や過眠により，夜間の睡眠の必要性が減少し，寝付きが悪くなります。不眠を訴える人のなかには，毎日長時間床についている人がいます。少しでも長く眠ろうとして日中も床に入っている場合や，8時間眠らないと健康に悪いと誤解している場合などがあります。

3. 生体リズムに逆らって眠ろうとする

1日のどの時間帯に眠れるかは体内時計の作り出す生体リズムで決まります。体内時計の働きにより，いつも入眠している時刻の2〜4時間前は1日のなかで最も入眠しにくい時間帯となりますので，いつもより早く寝付こうとしてもなかなか入眠できません。入学，就職，異動，転居，入院，施設入所などにより，日常生活

表2 睡眠障害をきたす薬剤

薬剤		睡眠障害の種類
抗パーキンソン病薬	ドパミン製剤	不眠, 過眠, 悪夢
	MAO-B阻害薬 ドパミン放出促進薬	不眠など
	ドパミンアゴニスト	不眠, 過眠
	抗コリン薬	幻覚, 妄想 躁状態, 不安など
片頭痛治療薬	キサンチン誘導体 エルゴタミン製剤	不眠
抗てんかん薬	バルビツール酸	過鎮静, 過眠 連用で不眠
	バルプロ酸 カルバマゼピンなど	鎮静, 眠気
抗痴呆薬 脳代謝改善薬		不眠, 眠気
抗うつ薬	三環系抗うつ薬 四環系抗うつ薬 単環系抗うつ薬	過鎮静, 過眠
	モノアミン酸化酵素 阻害薬 (MAOI)	不眠, 過鎮静
	選択的セロトニン再取り込み阻害薬 (SSRI) セロトニン・ノルアドレナリン再取り込み阻害薬 (SNRI)	不眠, 過鎮静
抗精神病薬	定型抗精神病薬	過鎮静, 過眠 せん妄, アカシジアによる不眠など
抗不安薬 抗てんかん薬 睡眠薬	ベンゾジアゼピン系薬剤 非ベンゾジアゼピン系薬剤	過鎮静, 眠気 睡眠時無呼吸
精神刺激薬	メチルフェニデート, ペモリン	不眠
抗菌薬	ニューキノロン系抗菌薬	不眠
抗ウイルス薬		不眠, 傾眠, 幻覚 興奮, 抑うつ せん妄など
抗腫瘍薬		不眠, 傾眠, 抑うつ せん妄, 妄想など
ステロイド	プレドニゾロンなど	不眠, 幻覚, 抑うつ せん妄, 妄想など
抗アレルギー薬	第1世代 H_1 ブロッカー	過鎮静
	第2世代 H_1 ブロッカー	眠気
	その他の抗アレルギー薬	眠気, 不眠

薬剤		睡眠障害の種類
降圧薬	βブロッカー	不眠, 悪夢
	α₂刺激薬	不眠, 悪夢, 過鎮静
	カルシウム拮抗薬	焦燥感, 過覚醒など
	アンジオテンシンII拮抗薬	不眠
	レセルピン	過鎮静, 不眠 悪夢, 抑うつ
利尿剤		多尿による不眠, 過眠
高脂血症治療薬	アトルバスタチン コレスチラミン	不眠
	クロフィブラートなど	倦怠感, 過眠
強心配糖体	ジギタリス, ジゴキシン	せん妄, 不眠
気管支拡張薬	β刺激薬 キサンチン誘導体	不眠
鎮咳薬	麻薬性鎮咳薬, コデイン類	過眠, 過鎮静
制吐剤	ドパミン拮抗薬 オピアト作動薬	過眠, 過鎮静
腸運動抑制薬		眠気
下剤		下痢による不眠, 過眠
消化性潰瘍治療薬	H₂ブロッカー(特にシメチジン)	不眠, 過鎮静 意識障害, 幻覚, 錯乱
	プロトンポンプ阻害薬 抗コリン薬	眠気, 過鎮静
インターフェロン製剤		不眠, せん妄 抑うつなど
中枢性筋弛緩薬		眠気, 不眠, 幻覚
鎮痛薬	麻薬系鎮痛薬 非麻薬系鎮痛薬	眠気, 過鎮静 せん妄, 睡眠時無呼吸
消炎鎮痛薬	非ステロイド性抗炎症薬	不眠
禁煙補助薬	ニコチンパッチ	不眠

表3 睡眠障害をきたす嗜好品・大衆薬・サプリメント

区分・効能など		成分	睡眠障害の種類
嗜好品	アルコール連用	エタノール	不眠
	紙巻きタバコ，葉巻刻みタバコなど	ニコチン	不眠
	コーヒー，紅茶，緑茶中国茶，ココアチョコレートなど	カフェイン	不眠
大衆薬	眠気・倦怠感除去薬	カフェイン	不眠
	鎮咳薬	エフェドリン誘導体キサンチン類	不眠
	総合感冒薬，鼻炎薬解熱鎮痛剤	カフェイン	不眠
		抗ヒスタミン薬など	眠気，過眠
	乗り物酔い薬，かゆみ止め	抗ヒスタミン薬など	眠気，過眠
	睡眠改善薬	ジフェンヒドラミンブロムワレリル尿素など	眠気，長期使用で依存・不眠
サプリメント	記憶力増強	ホスファチジルセリン	不眠
	中性脂肪コレステロール血糖値正常化	クロム	不眠
	健康維持	ビタミンC	不眠
	ストレス緩和不眠の改善	セイヨウカノコソウ（バレリアン）	不眠
	うつ状態の改善	セイヨウオトギリソウ（セントジョーンズワート）	不眠
	疲労回復，強心作用	朝鮮人参（高麗人参）	不眠
	心臓病	サンシチニンジン（三七人参）	不眠
	疲労回復・滋養強壮	健康ドリンク（カフェイン含有）薬用酒など（高濃度エタノール含有）	不眠

健康食品・サプリメントでは微量の混入物質による健康被害も報告されている

スケジュールが大きく変わると，体内時計が新しいスケジュールに同調するまでの間，強い不眠が出現します．また，早寝早起きが健康によいと誤解して，生活上必要がないのに無理に早寝をしようとするとやはり眠れません．

体内時計の同調能力の障害で，望ましい生活スケジュールと睡眠・覚醒リズムが一致せず，つねに時差ボケ状態が持続するのが，概日リズム睡眠障害です．

4. 実際には睡眠をとっているにもかかわらず眠れていないと感じている

睡眠に対する人間の感覚は当てになりません．暗く，静かな床のなかで覚醒していると，短時間の覚醒であっても非常に苦痛に感じ，長時間覚醒していたように感じます．眠れないときに無理に床に入って我慢しているとかえって苦痛が増し，あれこれ心配してしまうため，余計眠れなくなります．このようなことを長期間繰り返している慢性の不眠症の患者さんでは，睡眠の長さを過小評価していることが多く，睡眠薬により客観的に不眠が改善しても，主観的には効果が感じられない場合が多いようです．睡眠薬の効果が午前中まで残り，眠気や倦怠感がある場合，実際にはよく眠れているのに，「睡眠が不十分（熟眠障害）なせいで眠い・だるい」と誤解されることも多いのです．

適応外使用にはどのような病気／症状があるのか？

不眠以外の症状に睡眠薬を使用することはないはずです．これまで説明したように，不眠はさまざまな原因で起こります．不眠の解消には，原因を突き止め，これを取り除くことが必要で（図1），睡眠薬を服用するだけでは不眠の解消に繋がらない場合が多いのです．むしろ，睡眠薬では効果がない場合が多く，睡眠薬で

かえって悪化する場合や，睡眠薬により意識障害や転倒など弊害を引き起こしてしまう場合があります。

体内時計は1日あたり1〜2時間しか進めたり遅らせたりすることができないので，ジェット機に乗って時差が大きい地域に移動すると，体内時計の同調能力を超えてしまい，到着地の生活スケジュールと，体内時計による睡眠・覚醒リズムがずれてしまいます。これが時差ボケ（ジェット・ラグ）で，1〜2週間の間，現地の夜には不眠となり，現地の日中に強い眠気が出現します。また，交代勤務に従事している場合，夜間に仕事をして，日中に眠ろう

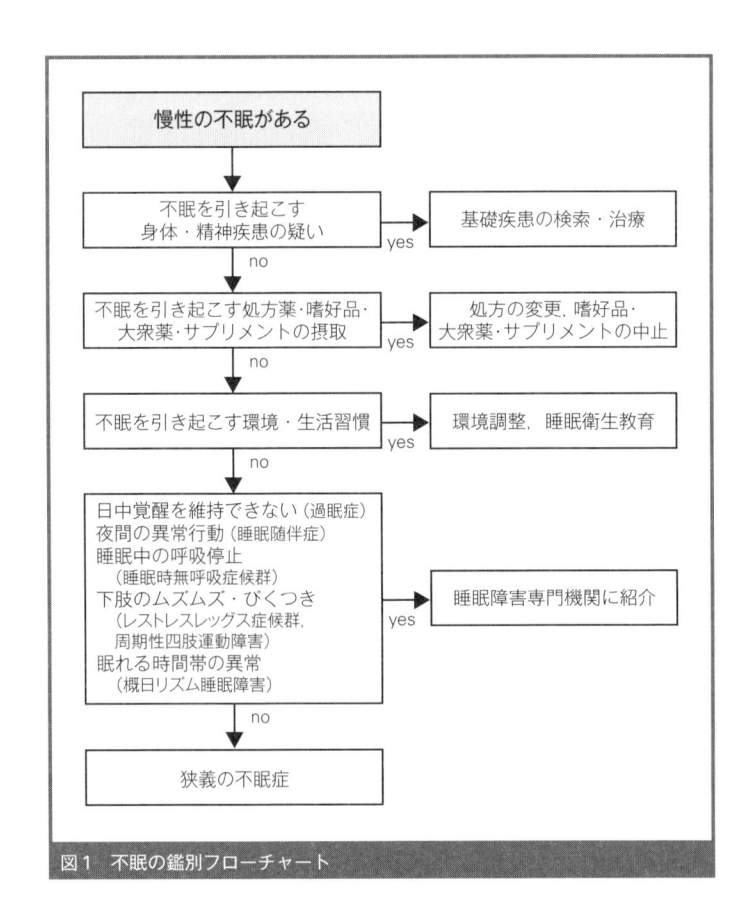

```
慢性の不眠がある
    ↓
不眠を引き起こす         yes→  基礎疾患の検索・治療
身体・精神疾患の疑い
    ↓ no
不眠を引き起こす処方薬・嗜好品・  yes→  処方の変更，嗜好品・
大衆薬・サプリメントの摂取           大衆薬・サプリメントの中止
    ↓ no
不眠を引き起こす環境・生活習慣   yes→  環境調整，睡眠衛生教育
    ↓ no
日中覚醒を維持できない（過眠症）
夜間の異常行動（睡眠随伴症）
睡眠中の呼吸停止
　（睡眠時無呼吸症候群）       yes→  睡眠障害専門機関に紹介
下肢のムズムズ・ぴくつき
　（レストレスレッグス症候群，
　周期性四肢運動障害）
眠れる時間帯の異常
　（概日リズム睡眠障害）
    ↓ no
狭義の不眠症
```

図1　不眠の鑑別フローチャート

としてもうまく眠れません。勤務時間帯が短い間隔で変更されるローテートシフトでは，体内時計は勤務スケジュールに同調することができません。長期間夜勤を続ける固定シフトでは，徐々に体内時計が勤務スケジュールに同調できそうですが，実際にはうまくいきません。勤務の前や勤務開けに太陽光線を浴びると，体内時計は自然環境の昼夜のリズムに同調してしまいます。このような時差ボケや交代勤務者の不眠に，睡眠薬が用いられることがあります。

主な薬の種類にはどんなものがあるか？

　現在使用されている睡眠薬はベンゾジアゼピン系睡眠薬（BZ）と非ベンゾジアゼピン系睡眠薬（non-BZ）です（表4）。ベンゾジアゼピン系の薬剤は抗不安薬や抗てんかん薬としても用いられますが，催眠作用が強いものを睡眠薬として用いています。non-BZはBZレセプターに結合し，催眠作用を引き起こす物質です。BZ，non-BZは，経口投与では中枢性呼吸抑制などの危険な副作用はほとんどありません。服用を続けても効きが悪くなること（耐性形成）はなく，離脱症状・依存性も弱く，安全な薬剤です。

　BZ，non-BZは血中半減期（T1/2）の違いにより，超短時間型（5時間以内），短時間型（6〜12時間以内），中間作用型（12時間〜約1日），長時間型（約30時間〜）に分けられています。

　この他，古くから用いられていたバルビツール酸系睡眠薬，非バルビツール酸系睡眠薬がありますが，これらは服用し続けると効きが悪くなり（耐性形成），中断すると強い不眠を引き起こし（離脱症状），大量に服用すると呼吸抑制など生命の危険があるため，睡眠薬としてはほとんど用いられなくなっています。バルビツール酸は麻酔薬や抗てんかん薬として用いられています。

　最近，薬局で購入できる「睡眠改善薬」という薬品があります。

薬眠睡

表4 主なベンゾジアゼピン系・非ベンゾジアゼピン系睡眠薬

作用時間による分類	一般名	商品名	臨床用量 (mg)	消失半減期 (時間)	抗不安作用 筋弛緩作用	活性代謝産物
超短時間型	トリアゾラム	ハルシオン®	0.125-0.5	2-4	+	+
	ゾピクロン★	アモバン®	7.5-10	4	−	−
	ゾルピデム★*	マイスリー®	5-10	2	−	−
短時間型	エチゾラム	デパス®	0.5-3	6	++	+
	ブロチゾラム	レンドルミン®	0.25-0.5	7	+	±
	リルマザホン	リスミー®	1-2	10	−	−
	ロルメタゼパム	エバミール®, ロラメット®	1-2	10	±	一段階代謝
中間時間型	ニメタゼパム	エリミン®	3-5	21	++	+
	フルニトラゼパム	ロヒプノール®, サイレース®	0.5-2	24	+	+
	エスタゾラム	ユーロジン®	1-4	24	+	±
	ニトラゼパム	ベンザリン®, ネルボン®	5-10	28	+	±
長時間型	フルラゼパム	ダルメート®, ベノジール®	10-30	65	++	+
	ハロキサゾラム	ソメリン®	5-10	85	+	+
	クアゼパム*	ドラール®	15-30	36	±	±

長時間型では活性代謝産物の影響はほぼ無視できる。★非ベンゾジアゼピン系。* ω₁選択性。

これは，ジフェンヒドラミン（商品名：ドリエル®）という抗ヒスタミン薬で，カゼ薬やアレルギーの薬に含まれている眠気の出る成分です。注意書きを読んでいただくと，「一時的な不眠に使用すること。不眠症の場合は使用せず，医療機関を受診して治療を受けること」と記載されています。ジフェンヒドラミンはBZ，non-BZと比べると，耐性を形成しやすく，大量に服用すると腎障害・肝障害を起こしやすいこと，高齢者では尿閉，緑内障発作，イレウスを起こしやすいので，注意が必要です。不眠が持続する場合は，医療機関を受診してください。

主な副作用やそれに対する対処法は？

1. 持ち越し効果

睡眠薬の作用は，眠りたいときに出現すれば有益な作用ですが，眠りたくないときに出現すれば副作用となります。睡眠薬の効果が翌朝以降も持続し，日中の眠気，ふらつき，脱力，頭痛，倦怠感などが出現してしまうことを持ち越し効果といいます。作用時間の長い睡眠薬，睡眠薬の分解・排泄に時間がかかる高齢者，肝機能障害・腎機能障害がある場合にみられることが多くなります。その場合，睡眠薬減量や作用時間の短い睡眠薬に変更します。

2. 健忘

服薬してから入眠するまで，中途覚醒時，朝覚醒してからの出来事・行動が思い出せないことを前向性健忘といいます。ひどく酔っぱらった翌朝，前夜にどうやって帰宅したのか思い出せないことがありますが，これとよく似た状態です。睡眠薬により中枢神経系のさまざまな機能が低下し，自分の言動を記憶するまで余裕がない状態で起こります。催眠作用が強く作用時間の短いものを高用量で服用すると起こりやすくなります。エタノールと併用

すると，とくに出現しやすくなります。睡眠薬服用後は速やかに入床し，夜中に起こされることが予想される場合には服用しないように指導します。

3. 筋弛緩作用・平衡機能障害

床につく前，中途覚醒時や翌朝起床後のふらつきや転倒を引き起こします。特に，高齢者では転倒して，骨折してしまうと寝たきりになってしまうことがあり，注意が必要です。入院生活は普段の日常生活とスケジュールが大幅に異なるため，入院当初に不眠になりやすいのですが，このような時期に，無理に睡眠薬で眠らせようとすることは，転倒を誘発しやすくなります。夜間にトイレに行く際には，寝室やトイレまでの経路を明るくして，視覚により姿勢を把握しやすくすると，身体が傾きだしたときに素早く対応できるので，転倒防止に有効です。

4. 奇異反応

睡眠薬服用により，かえって不安・緊張が高まり，興奮や攻撃性が増し錯乱状態となることがあります。飲酒すると絡んだり，興奮したりする人がいますが，これとよく似た状態です。高用量を用いた場合，とくに超短時間作用型の睡眠薬とエタノールを併用した場合に起こりやすくなります。

5. 早朝覚醒・日中不安

超短時間作用型や短時間作用型の睡眠薬では，作用持続時間が短いため，夜中に作用が切れて覚醒したり，日中に作用が切れて不安が出現することがあります。

6. 反跳性不眠

　睡眠薬を連用してよく眠れている状態で突然服用を中断すると，服用開始前よりも強い不眠が出現することがあります。軽い離脱作用です。作用時間の短い睡眠薬ほど起こりやすいといわれます。数日以内にこの不眠はおさまってきます。反跳性不眠を防止するために，睡眠薬は少なめの量を毎日服用することが大切です。「眠れないときだけ服用してください」という指示は，反跳性不眠を誘発しますのでかえって逆効果です。

7. 睡眠薬により悪化する疾患

　睡眠薬は中枢神経系の主要な抑制系神経伝達物質であるGABA（γアミノ酪酸）の作用を強め，神経系の活動を抑制することによって，催眠作用を引き起こします。このため，基礎疾患の症状を悪化させることがあります。

　睡眠時無呼吸症候群は睡眠中に気道閉塞が起こったり，呼吸運動が低下することによって無呼吸や低呼吸が引き起こされ，低酸素血症や睡眠不足によりさまざまな弊害が生じる疾患です。睡眠薬により，気道が閉塞しやすくなるとともに，呼吸運動そのものや，酸素分圧低下・二酸化酸素分圧上昇に伴う呼吸調節が障害されて，睡眠時無呼吸症候群が悪化します。慢性閉塞性肺疾患（COLD）でも同様に，呼吸が悪化します。

　せん妄は，身体侵襲や薬物療法によって引き起こされる意識障害のひとつです。軽症の意識障害であれば，睡眠薬で鎮静化することがありますが，一般に，睡眠薬は意識障害を引き起こしやすくするとともに，遷延化させますので注意が必要です。とくに，身体疾患による痛み・痒み，精神疾患による病的興奮，レストレスレッグス症候群などによる不眠を睡眠薬により改善しようとすると，意識レベルは低下しているのに，基礎疾患による症状のために無理矢理覚醒させられるため，意識障害が起こりやすくなります。

薬の使い分けはどのようにするか？

　BZ，non-BZ は血中半減期（T1/2）の違いにより，超短時間型（5時間以内），短時間型（6〜12時間以内），中間作用型（12時間〜約1日），長時間型（約30時間〜）に分けられています（表4）。入眠障害に対しては超短時間型と短時間型，睡眠維持障害に対しては中間作用型，長時間型を処方するよう推奨されていますが，不眠の性状ごとにどのタイプの睡眠薬を使用するのが有効であるかを示すエビデンスはありません。患者さんひとりひとり睡眠薬の作用時間は異なり，超短時間型睡眠薬で持ち越し作用がみられるのに，短時間型では早朝覚醒してしまうことも珍しくありません。作用時間は初回投与薬選択の目安程度と考えて，患者さんにあった睡眠薬がみつかるまで，何回か変更が必要と考えてください。

妊婦，高齢者，児童，併用薬など処方上の注意点は？

　妊婦への投与については，BZ では奇形の報告があり，妊娠3カ月以内の器官形成期は薬剤投与の有益性が，中止した場合に予測される有害性を上回る場合に注意して投与するよう指示されています。新生児では，BZ，non-BZ ともに，哺乳不良，筋緊張低下，黄疸増悪，離脱症状（神経過敏など）の報告があり，分娩前の連用については薬剤投与の有益性が，中止した場合に予測される有害性を上回る場合に注意して投与するよう指示されています。

　高齢者では，睡眠薬を含めた多くの薬剤の代謝・排泄に時間がかかり，持ち越し効果が出現しやすく，数日かけてじわじわと睡眠薬が体内に蓄積し，もうろう状態となることがあります。また，BZ，non-BZ の血中濃度が同じでも，若年者よりも主作用・副作用が強く出現しやすいことが報告されています。高齢者では，超

短時間型，短時間型など作用時間が短い睡眠薬をなるべく少量使用するのが安全です。代謝産物が活性をもたないロルメタゼパムやnon-BZを使用すると，さらに持ち越しや蓄積を起こしにくいと思われます。

　中枢神経系を抑制する薬剤（向精神薬など）と併用すると睡眠薬の作用が増強され，中枢神経系を賦活する薬剤（精神刺激薬，カフェイン，抗喘息薬など）と併用すると睡眠薬の作用が減弱します。消化管からの睡眠薬吸収を阻害する薬剤（制酸剤など）と併用すると作用は減弱します。肝細胞のチトクローム系酵素（CYP3A4）を賦活・促進する薬剤と併用すると作用が減弱し，阻害する薬剤や食品と併用すると作用が増強します（表5）。

薬物療法と関連する精神療法や環境調整など他の治療法の要点は？

　不眠はさまざまな原因で起こるため，睡眠薬が無効である睡眠障害を見逃していないか，まず確認が必要です。慢性化した不眠症では，連日，寝床のなかで苦しんでいるうちに，床に入るだけで不安・恐怖が増強するという条件付けの成立や，少しでも長く眠ろうとして長時間床のなかで過ごす，寝酒を使用してさらに不眠を悪化させる，自分の睡眠を過小評価する睡眠状態誤認など，睡眠薬の作用を減弱させる要因が多くみられます。このような場合，薬物療法以外の治療法を併用すると，有効かつ長期間の効果が期待できることがわかっています。

　非薬物療法には以下のようなものがあります。

1. 精神衛生教育

　正しい睡眠の知識の伝達と，誤った睡眠習慣の是正を目的とします。8時間睡眠に根拠はないこと，長時間床に入っているとか

表5 他の薬剤によるベンゾジアゼピン系睡眠薬の効果への影響

相互作用	機序	薬剤	
効果の減弱	中枢神経系刺激	精神刺激薬	メチルフェニデート モダフィニル
		気管支拡張剤	テオフィリン
		ニコチン,カフェイン	
	消化管での吸収抑制	制酸剤	
	代謝促進により血中濃度低下	抗結核剤	リファンピシン
		抗てんかん薬	カルバマゼピン フェニトイン フェノバルビタール
効果の増強	中枢神経系抑制	抗ヒスタミン薬	
		バルビツレート	
		三環系・四環系抗うつ剤	
		エタノール	
	代謝阻害により血中濃度上昇	抗真菌薬	フルコナゾール イトラコナゾール
		マクロライド系抗生剤	クラリスロマイシン エリスロマイシン ジョサマイシン
		カルシウム拮抗薬	ジルチアゼム ニカルジピン ベラパミル
		抗ウィルス剤	インジナビル リトナビル
		抗潰瘍薬	シメチジン
		選択的セロトニン再取り込み阻害剤（SSRI）	フルボキサミン
		グレープフルーツジュース	

えって睡眠が分断し不眠が悪化すること，寝酒は不眠を悪化させること，などについて繰り返し説明します。

2. 刺激制御療法

寝床内で眠れない経験を繰り返すうちに，慢性の不眠症患者では，自分の寝床に入ると不安・恐怖が引き起こされ，目が冴えてしまうという条件付けが成立します。健常者では普段と違う寝床ではよく眠れないのに対し，慢性の不眠症患者では，普段と違う寝床や，居間のソファのほうがよく眠れるという現象がみられます。

このような条件付けを取り除くため，寝床を睡眠と性生活以外に使用しないこと，眠れない場合は一旦寝床から出て眠くなるまでリラックスして過ごすこと，などを指導します。

3. 睡眠時間制限療法

不眠症患者は少しでも長く眠ろうとして，眠くないのに長時間寝床内で過ごし，日中も臥床がちに過ごすことが多く，こうした生活が，夜間の睡眠の必要性を減少させ，中途覚醒回数を増加させてしまいます。睡眠時間制限療法は，睡眠日誌をもとに決定した長さ以上に寝床内で過ごさないように指導します。

4. 運動療法

運動習慣がある人は，寝付きがよく，中途覚醒が少ないことがわかっています。適度な運動を習慣づけることは，不眠の解消にも有効です。

睡眠薬はどのように発見され，どのように改良されてきたのか？

人類が眠るために用いた物質の最も古いものはアヘンとエタノールで，この他の薬草類も用いられました。ギリシャ時代の眠りの神ヒプノスがケシの草（アヘンを含む植物）を手にした像が残されており，アリストテレスの著作には，ヒトの眠りをよくするものとして，ワイン，ポピイ，マンドラケ，ライグラスの4つが挙げられています。

1832年には抱水クロラールが，1857年にはブロム塩が「睡眠薬」として導入されました。1882年からパラアルデヒド，1888年からスルホナルが使用されましたが，副作用や中毒死のため，この2つはすぐに使用されなくなりました。1907年にはブロムワレリル尿素が登場しました。

20世紀に入りバルビツール酸が次々と合成され，抗てんかん薬，麻酔薬，睡眠薬として用いられるようになりましたが，耐性が形成されやすいこと，強い離脱症状がみられること，大量に使用すると死亡する危険があること，などの問題点がありました。

1950年代半ばから，非バルビツール酸といわれるいくつかの睡眠薬が登場しました。抗ヒスタミン薬であるジフェニルピラリンや，メプロバメート，メタクアロン，サリドマイドなどです。しかし，中毒・濫用の多発（メプロバメート，メタクアロン），催奇形性（サリドマイド）の問題があり，多くは姿を消しました。

1960年代初めから，BZが合成されるようになり，耐性形成，離脱症状，大量服薬時の安全性など，バルビツール酸系睡眠薬，非バルビツール酸系睡眠薬の欠点を大幅に改善した薬剤として広く用いられるようになり，一時期はBZがあらゆる薬剤のなかで最も多く処方される薬剤でした。このため，健忘や奇異反応などの副作用の問題が注目されたこともありました。

1980年代には，BZアゴニストであるもののBZ骨格をもたな

い non-BZ が登場し，BZ より副作用が少ないとして，広く使用されるようになりました。

1990年代以降は，BZ アゴニストではない睡眠薬の開発が進められており，GABA アゴニスト，GABA 再取り込み阻害剤，メラトニンアゴニスト，ヒスタミン逆アゴニスト，セロトニンアンタゴニスト，オレキシンアンタゴニストなど，さまざまな作用機序をもつ睡眠薬が開発されています。

わかりやすい薬理学的・脳科学的知識
（動物実験を適宜含む）

現在睡眠薬として使用されているBZ，non-BZ はいずれも GABAA 受容体複合体（GABAA 受容体）の BZ 接合部位（BZ 受容体）に結合して，GABA の作用を増強します。

GABA は中枢神経系の主な抑制系神経伝達物質です。GABAA 受容体は5つのサブユニットからなり，細胞膜を貫通するクロルイオンチャンネルを形成しています（図2）。GABA が分泌され，GABAA 受容体の GABA 結合部位に結合すると，GABAA 受容体のクロルイオンチャンネルが開き，神経細胞内にクロルイオンが流入するため，細胞内の電位が低下し，神経細胞の興奮が抑制され，神経系で信号が伝達しにくくなります。

GABAA 受容体にはBZ のほか，エタノール，バルビツール酸の結合部位があり，これらの物質が結合すると同じだけのGABA が結合した場合でも，クロルイオンチャンネルの開口頻度が増し，GABA の作用が増強します。BZ はGABA が分泌されないとクロルイオンチャンネルを開口することはありませんが，エタノール，バルビツール酸はGABA が分泌されなくてもクロルイオンチャンネルを開口させてしまいます。

BZ は抗不安作用，抗けいれん作用，筋弛緩作用，催眠作用，健忘作用などをもちます。エタノール，バルビツール酸，non-BZ

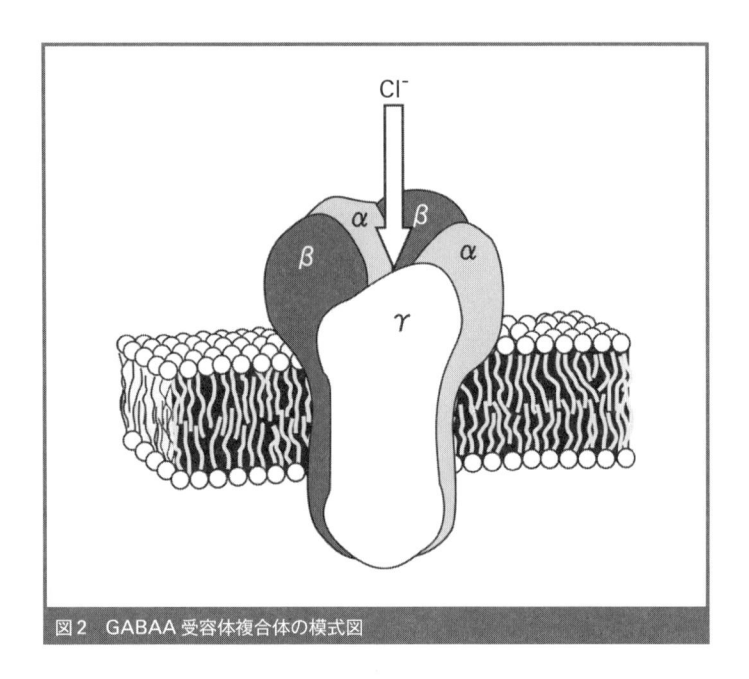

図2　GABAA受容体複合体の模式図

も作用スペクトルは違いますが，同様の作用を引き起こすのは，いずれの物質もGABAA受容体を介して作用しているためです。

　non-BZはBZ結合部位に結合し，BZと同様に作用します。しかし，GABAA受容体のサブユニットには多くの種類があり，non-BZが結合できるGABAA受容体とBZが結合できるGABAA受容体の分布が少し異なるため，作用が異なるといわれています。

ケース・カンファランス（症例提示）

症例 1

◆── 生活歴・既往歴・現病歴

▶▶ 75歳女性

　55歳より高血圧のため降圧薬を服用している。日常生活は自立していて，歩行には障害がない。物忘れは年相応にあるが，病的なものではなく，生活に支障をきたすようなことはない。

　58歳時に下の子どもが独立するまでは，夫，2人の子どもの世話で忙しく，夜間の睡眠時間が平均6時間半の生活を送っていた。50歳頃からしばらくの間，更年期障害のため寝付きが悪かったが，更年期障害の症状が治まると，また眠れるようになった。60歳のとき，夫が肝臓がんと診断され，夫の病気のことや将来のことが心配で1カ月ほどよく眠れない状態が続いた。しかし，看病が忙しくなり，不眠はいつの間にか自覚しなくなった。61歳のとき，夫が死去した。葬儀・納骨も済み一段落した頃から，再び寝付きが悪くなり，夜中に目覚めてなかなか寝付けないこともたまにあった。かかりつけ医より睡眠薬を出してもらったところ，よく眠れるようになった。しかし，睡眠薬を服用し続けることが心配でなるべく飲まないようにしていた。70歳のときに老人ホームに入所してから不眠が悪化し，睡眠薬を服用しても眠くならず，何とか寝付いても夜中に何度も目覚めてしまいなかなか寝付けなかった。朝は4時頃に目が覚めた後は全く眠れなかった。睡眠薬を増量してもらったが不眠は改善せず，「一睡もできない，昼間もだるくてボーッとして辛くて仕方がない」と執拗に訴えるようになった。ホームの看護師のすすめで，睡眠障害専門外来を受診した。

◆ ── 初診時初見

　病院を受診した時点での診察結果では、腰痛、夜中のトイレ起床のほかには、睡眠を妨げるような心身の病気、常用している薬剤はなかった。睡眠時無呼吸症候群、むずむず脚症候群、周期性四肢運動障害などの特殊な睡眠障害を疑わせる症状もなかった。かかりつけのホームの嘱託医より超短時間作用型、中間時間作用型を中心に5種類の睡眠薬を処方されていた。

　ご本人は「一睡もできない、眠れてもせいぜい2時間くらい。日中はだるいし、ボーッとして辛くて仕方がない。ボーッとするので昼寝しようとしてもやはり眠れない。よく眠れさえすれば元気になる」と執拗に訴えた。しかし、ホームの看護師からの情報によると、「いびきをかいて寝ていることもあり、一睡もしていないということはあり得ない。夜中にトイレに起きてくるときなどは、ふらつきがひどく転倒が心配」とのことで、布団の中で眠れずに目覚めている時間が苦痛で、非常に長い間眠れないと感じていること、睡眠薬のためにふらつきが強く出ていることがわかった。

　ご本人に普段の生活についてお話をうかがった。ホームの消灯時刻は21時であるが、少しでも長く眠ろうと、夕食がすむと19時頃に睡眠薬を服用して、すぐに自室の明かりを消して布団に入ってしまうという。そのあと、どんなに眠れなくても、朝6時過ぎまで布団の中に入っているようにしている。夜中に目が覚めたときは、必ず追加の睡眠薬を服用することにしている。よく眠れず、身体がだるく、頭がぼんやりしているため、日中も食事以外はなるべく自室で横になって過ごしているとのことだった。

◆── 経過

　医師は診察の結果，19時から朝6時まで11時間も布団に入っているので，実際に眠れる長さの時間を大幅に上回って布団に入っていることになり，その分，布団の中で目が覚めてしまう時間が長くなっていると判断した。そのうえ，日中もなるべく身体を動かさないようにしているため，身体が疲れず，睡眠の必要性がどんどん減ってしまっている。また，ご本人は，夜よく眠れないせいで，日中に身体がだるく，頭がぼんやりすると考えているが，これは眠れないせいではなく，睡眠薬の作用が日中にまで残っているためと判断した。

　医師はご本人に対して，日中は眠れないのだから現在でも睡眠は十分であること，長い時間布団に入っていると，かえって睡眠が浅くなり，夜中に目が覚めやすくなることを説明した。しかし，ご本人は眠れないことに対する恐怖感・不安感が強く，「少しでも長く眠らないと元気になれない，他の方に迷惑をかけるし，夜することがないので寝ていたほうがまし」と理解してもらえなかった。

　このため，ご本人とよく相談し，さらにホームの介護職員の協力が得られることとなり，睡眠時間制限療法を行うことになった。22時過ぎ頃から少しウツラウツラしてくるというお話だったので，22時まで睡眠薬は服用しないで，布団に入らないように我慢すること，夜眠れなかったと感じても朝5時には布団を出ること，日中はゴロゴロしないこと，雨の日以外は必ず2時間は外に出て日光に当たること，雨の日でも屋内で身体を動かすことを指導した。翌日まで睡眠薬の効果が残ってしまい，身体がだるかったり，頭がぼんやりしているので，睡眠薬は作用時間が短いものに変更し，少しずつ減量することになった。一日中，眠れないことに対する恐怖・不安が強く，これがさらに寝付きを悪くしていると考えられたため，夕食後に少量の抗不安薬を服用することになった。

　治療が始まった当初は，布団に入っている長さを短くし，

睡眠薬を減らすことに対して恐怖感が強く，どうしても長い時間布団に入っていることが続いた。ホームの介護職員に協力していただき，消灯時刻までは布団に入らないように声かけしてもらうようにし，夜中でも眠れないときには職員の詰め所で過ごせるようにしてもらった。若い頃から生け花が好きで，華道の免状もとっていらっしゃるとのことで，眠れないことへの不安・恐怖を少しでも忘れてもらうため，ホーム内の華道教室で指導をしてもらうこととした。治療を開始して1カ月くらいたった頃から，日中の身体のだるさ，頭のぼんやり感がすこしずつとれはじめた。夜間の睡眠については，やはり寝付きの悪さや，夜中に目覚めてなかなか眠れないという症状がみられたが，「以前より少し眠れるようになった」と感じるようになった。「少しでも長く眠らないといけない」という睡眠に対するこだわりはあいかわらずだが，「よく眠れなくても日中は身体を動かして楽しく過ごしたほうがよい」と前向きになってきている。ホームの介護職員に対して，「眠れない」と訴えはするものの，以前のような切羽詰まった感じがとれ，少し余裕が出てきた。

◆ ── どのような症例だったのか？

　慢性の不眠症の事例。眠れないことに対する恐怖感が強いので，いざ布団に入ると「今日も眠れないのではないか？」と不安になり，かえって目が冴えてしまい眠れなくなります。このような不安が強い場合には睡眠薬を服用してもなかなか眠れません。また，「少しでも長く眠らないといけない」と考えて，眠くもないのに宵の早いうちから布団に入り，朝の遅くまで布団の中で我慢している方がいますが，これは逆効果で，睡眠が細切れになり，布団の中で目が覚めている時間がどんどん長くなり，余計辛くなります。昼間もゴロゴロしているようになると，日中に適度に疲れないので，ますます眠りにくくなります。ここまでこじれてしまうと，いくら説

明して頭でわかっても，いざ夜になると眠れないことが怖くて，同じことを繰り返してしまいます。夜眠れなくても，昼間はそのことを考えなくてよいように，昼間の生活を充実させる方向に働きかけるのが有効です。

症例 2
◆──現病歴
▶▶ 62歳女性

若い頃から市民検診のたびに貧血といわれているが，治療が必要なほどではないとのことで，様子をみている。

子供が2人いるが，妊娠中はなかなか眠れず，睡眠薬をもらっていたことがあった。56歳頃から，なかなか寝付けないことが多くなってきた。ここ1～2年は毎晩寝付けなくて困っている。近所の診療所で睡眠薬をもらってみたことがあったが，ほとんど効かないうえ，もうろう状態となりとんちんかんな言動や転倒がみられ，翌日まったく覚えていないことが続いたため，怖くなりやめてしまった。眠くなって布団に入るものの，なぜか気持ちが落ち着かず，眠れないという。布団の中でじっとしていると辛く，脚がむずむずしてくる。布団を出ると，辛い感じや脚のむずむずする感じはすぐおさまるが，布団に入るとまた落ち着かなくなり，脚がむずむずしてくる。夜中の1時，2時頃までこんな感じで，布団に入ったり出たりを繰り返して，3時頃にやっと眠りにつくことができる。最近は，夕飯を食べた後くらいから，じっとしていると落ち着かなくなり，脚がむずむずしてくる感じがする。眠れないせいで落ち着かなくなって，脚がむずむずしてくるのかなとも思うという。知り合いに，こんな症状があるのかと尋ねてみても，みんな見当がつかないと言う。いろいろ，健康によいというサプリメントやビタミン剤を試してみたが，効果がないのでやめてしまった。

◆ ── 経過

　睡眠障害専門医療機関で診察を受けたところ，「むずむず脚症候群で間違いない」と言われた。鉄が足りなくなるタイプの貧血の人に多いということで，血液検査もされた。検査の結果，貧血自体はそれほどでもないが，血液中の鉄が少なくなっているということで，脚の症状を抑える薬（ドパミンアゴニスト）と血液中の鉄を増やす薬を飲むことになった。なかなか脚の症状はなくならなかったが，薬を何回か変更しているうちに，かなり軽くなり，気にならずに寝付けるようになった。

◆ ── どのような症例だったのか？

　レストレスレッグス症候群，睡眠薬によりせん妄が誘発された症例です。

　レストレスレッグス症候群を知らない医療関係者が多く，長期間診断がつかずに適切な治療が行われていないことが多くあります。睡眠薬は軽症の場合は有効なことがありますが，多くの場合は無効で，不眠が改善しないため増量していくと，高齢者ではせん妄を誘発してしまいます。なかなか改善しない不眠では，「布団に入っていると嫌な感じがしてじっとしていられないことはないか？」と確認することが大切です。

精神疾患の薬物療法講義

第6講
中枢刺激薬とノルアドレナリン再取り込み阻害薬

岡田 俊
Takashi Okada

どのような症状に使うのか？
──ADHDの脳内メカニズム

　中枢刺激薬とノルアドレナリン再取り込み阻害薬はどちらも注意欠如・多動性障害（ADHD）に対して用いられる薬です。ADHDは，7歳以前から発達水準に不相応な多動性－衝動性，不注意のいずれか，あるいはその両方が，学校，家庭，職場などの複数の場面で認められるときに診断されます。子どもの場合であれば，落ち着きがない，いつも身体のどこかを動かしている，待てない，順序立てて行動できない，気が散りやすいといったことになりますし，大人の場合では，順序立てた課題の遂行や時間管理の難しさ，感情のコントロールの難しさ，リスクの高い行動を避けることができないといった特徴がみられます。子どもの場合には，落ち着きのなさなど，その特徴が目立ちやすいのに対し，大人では不注意が中心となるので，その困難が本人の能力の低さとみなされがちです。また，本人が発達障害のために困っているという認識に乏しいため，日常の支障が大きくても受診に至らないことが多いのです。

　ADHDの子どもや大人では，実行機能と報酬系の脳の機能不全があるとされています。実行機能とは，ある目的を達成するために行動の計画を立て，順序立ててそれを実行し，行動の結果を見ながら次の行動を調整するという一連の働きで，いわば脳の司令塔の役割を果たします。これには前頭前野と呼ばれる脳の領域が関与しています。実行機能に障害があれば，順序立てて行動したり，行動を抑制することができません。また，報酬系は，リスクが高いとか，もっと待てば大きな報酬が得られるとか，待つべきときには待つという脳の働きで，側坐核と呼ばれる脳の領域が関与しています。報酬系に障害があると，待てずに思わず行動したり，待つのに耐えられなくて別の行動を始めてしまうことになるのです。最近では，タイミングをとったりする小脳の働きにも

困難があることが報告されています。

これらの脳の働きは，ドパミンやノルアドレナリンなどの神経伝達物質の働きによって調整されています。実際，ADHD の青年では，脳の奥深い領域を中心にドパミン量の低下が認められ，その低下の度合いと ADHD 症状の強さには相関があるといいます。ドパミン系は，実行機能と報酬系を調整していますし，ノルアドレナリンも実行機能を調整しているのです。ADHD 治療薬は，ドパミンやノルアドレナリンの働きを高めることで，ADHD の臨床症状を改善させるのです。

中枢刺激薬はなぜ効くのか？

ADHD 治療に最も多く用いられているのは中枢刺激薬に分類される薬です。日本ではメチルフェニデートの徐放錠（ゆっくりと薬剤が溶け出す錠剤）であるコンサータ® が使用できます。メチルフェニデートは，放出されたドパミンを再取り込みするドパミン・トランスポーター，ならびに，ドパミンとノルアドレナリンの再取り込みをするノルアドレナリン・トランスポーターに選択的に作用し，ドパミンやノルアドレナリンの再取り込みを阻害することでシナプス間隙におけるこれらの神経伝達物質の濃度を高めます。そうすることで，実行機能と報酬系の機能を高め，ADHD の臨床症状を改善します。報酬系の機能強化は，動機付けを高めることにもなります。勉強の課題にも意欲的に取り組むことになりますし，親や学校の先生からほめられたことからも良い影響を受けやすくなります。結果として，行動面からのアプローチの治療効果も高めることになるのです。

メチルフェニデート徐放錠を飲むと，錠剤表面に塗られたメチルフェニデートが溶解して速やかな血中濃度の立ち上がりをみせます。その後，錠剤内部に吸収された水分によって押し出しコンパートメントが膨張して，もう一方の端に開けられた孔からメチ

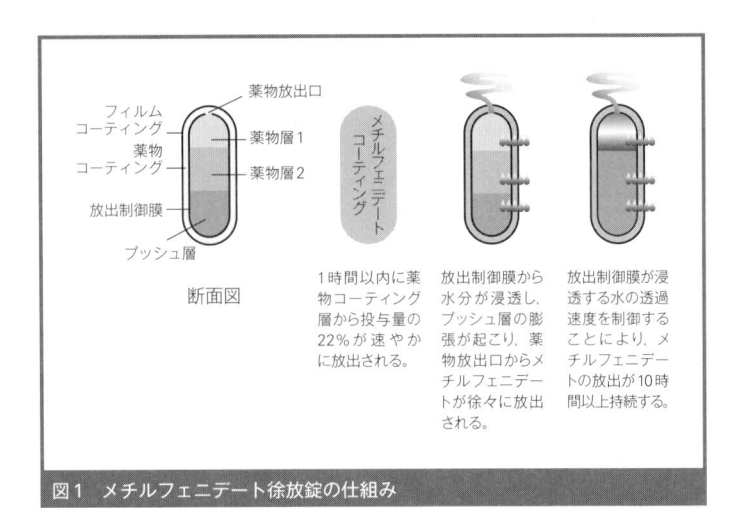

図1 メチルフェニデート徐放錠の仕組み

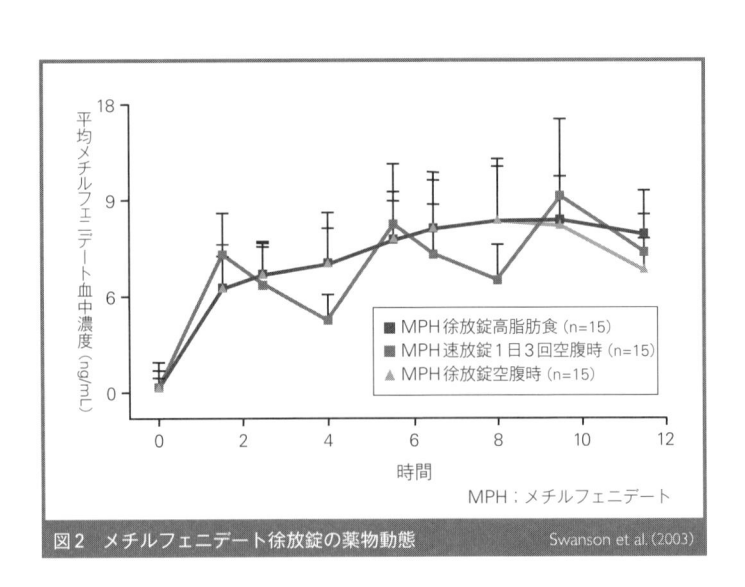

図2 メチルフェニデート徐放錠の薬物動態
Swanson et al. (2003)

ルフェニデートが放出されるのです（図1）。血中濃度は緩徐に上昇するように作られているのですが，これは午後になると薬の効果が弱まるのを防ぐ工夫です（図2）。朝食後に1回の服用で，効果は12時間にわたり持続します。

メチルフェニデート徐放錠の副作用は？

　報酬系に作用する薬は，依存のリスクも併せもつことになります。しかし，中枢刺激薬による治療を受けたADHDの子どもと中枢刺激薬による治療を受けていないADHDの子どもが将来，物質依存になる確率を比較すると，治療を受けていない患者のほうが物質依存になる割合が多かったという報告があります。このことはどのように説明されるのでしょうか？　ADHDがある人では報酬系の機能が低く，自己治療としてコカインなどの依存性物質を摂取しようとする傾向があります。しかし，中枢刺激薬による治療を受ければ報酬系の機能が改善し，依存性物質を摂取するリスクが軽減するということなのです。とりわけ，子どもの早い段階から治療を受けたほうが依存のリスクは低くなります。また，徐放錠の場合，血中濃度の変化が安定していますから，依存のリスクはさらに低くなります。

　中枢刺激薬を飲む子どもでは，身長や体重の伸びが抑制されるという成長抑制も報告されています。ただし，その影響は小さなもので，身長が0.1cm／年，体重が0.5kg／年程度に留まります。ADHDの子どもでは，そうでない子どもに比べて，小学校高学年での身長の伸びが大きく，この時期に顕著な成長抑制がなければ最終身長への影響はわずかであると考えられます。

　また，心疾患のある子どもで突然死のリスクが増えることが報告されましたが，心疾患のない子ではリスクの増加は示されていません。その他の副作用として，頭痛，食欲低下，腹痛，不眠，チックの悪化などがあります。徐放錠を飲むと，昼食の食欲が低

下したという子どもは多くいます。少なくとも夕食には影響が出ないように服薬時間を調整したり，単位カロリーの高い食事を追加するなどの工夫を求められることがあります。特に薬の切れる時間に食欲が増す子が多いですから，その時間に間食を許すのもよい方法です。朝食を食べる習慣のない子は，朝食を用意してもらうようにします。それらでも改善しない場合には，長期休暇などに休薬日をもうけることも考えられます。

メチルフェニデートの用量は？ いつまで投与すべきか？

　メチルフェニデート徐放錠の適正用量は個人によってかなり異なります。薬を飲んで効果（反応）が得られた用量ではなく，最大効果を得られる至適用量を見つけることが大切です。というのも，不十分な用量の治療で若干の症状軽減をみたとしても，子どもの社会生活機能の回復には繋がらないことが示されているからです。欧米のガイドラインでも，治療ゴールは機能の最大化にあり，そのために症状が寛解に導かれるまで十分な薬物療法を行うことと書かれています。日本は，海外に比べて不十分な薬物療法に留まることが多く，臨床効果をきちんと評価しながら必要十分な薬物療法を行うことが求められます。

　何歳まで薬物療法を行うかも重要な問題です。ADHDの転帰を調べた報告によると，成人期には半数強のADHD患者が診断基準を満たさなくなりますが，80%はADHDに近い臨床症状を示しており，機能的な回復に至った者は10%に過ぎないといいます。つまり，診断基準を満たさない程度の水準に軽減したとしても，日常生活機能に重大な影響を及ぼすと考えられ，その影響は成人期にも持続するというのです。したがって，中枢刺激薬による治療を成人期まで行うほうがよいケースもあります。この薬剤は，現時点では小児期のADHDのみに使用可能ですが，症状が

持続する場合には18歳以降も継続した使用が可能です。また，成人期のADHDに対しても臨床試験が行われており，近く成人期にも適用が拡大する可能性があります。なお，メチルフェニデート徐放錠には第三者委員会による流通管理がなされており，事前の講習を受けて登録された医師が登録医療機関で処方箋を発行し，同じく登録を受けた薬局で調剤しなければならないことになっています。添付文書についても，原則通りに処方することが求められているのです。

ノルアドレナリン再取り込み阻害薬はなぜ効くのか？

　ノルアドレナリン再取り込み阻害薬のアトモキセチン（ストラテラ®）を使用することも可能です。この薬は，前頭前野のノルアドレナリン・トランスポーターに作用し，シナプス間隙におけるノルアドレナリンとドパミンの量を増加させます。そのため，実行機能障害を改善し，臨床症状を軽減すると考えられます。しかし，このアトモキセチンは報酬系に対する作用をもちません。このことは，依存リスクがないという点で好都合です。しかし，臨床効果は中枢刺激薬と比べるとやや低く，安定した効果が出現するには6～8週間を必要とします。半減期（血液中の薬物の濃度が半分になるまでにかかる時間）が短いことから，理屈上1日2回の服用を要しますが，1日1回の服用でも同等の効果を示すというデータがあります。ただ，アトモキセチンを代謝する肝臓の酵素のタイプにより代謝速度に違いがあり，代謝の遅い人では薬物の半減期が4倍になることが知られています。しかし，そのために副作用が多く出現するというデータはありません。

　アトモキセチンの最大の利点は，終日にわたり効果が持続するということです。ADHDの子どもの問題は学校に行く時間にだけ起こるのではありません。朝なかなか起きない，おこりっぽい，

朝の支度に取りかかれないといった具合に、朝がバトルになる家はたくさんあります。また、帰宅してから宿題に取りかかれない、放課後の友人とのトラブル、塾での集中困難、テレビ、ゲーム、ネットサーフィンを切り上げられず夜なかなか寝床に入らない、などの問題もあります。また、ADHDの子は寝付きが悪かったり、就寝中も寝相が悪く、朝起きないといった問題がありますが、アトモキセチンでは入眠が早まり、睡眠時間が延長することが報告されています。

不安障害を併存するADHDに対する臨床効果を調べた臨床試験では、ADHD症状だけではなく不安障害の改善もみていることから、不安障害を併存するADHDには良い適応と考えられますし、チックを悪化させる危険性がないことから、チックのあるADHDの子どもにも用いられます。また、アトモキセチンは夜尿に対しても効果があることが知られています。

アトモキセチンは、成人ADHDに対する臨床試験を経て、小児期のみならず成人期のADHDへの適用が認められています（メチルフェニデート徐放錠も、成人期ADHDへの適応を申請中です）。また、依存リスクがないことから処方にあたり、医師や薬局の登録制がありません。さらに、メチルフェニデート徐放錠が受診1回あたりの処方日数が30日に制限されているのに対し、アトモキセチンでは処方日数に制限がありません。

ノルアドレナリン再取り込み阻害薬の副作用は？

腹痛、食欲低下、嘔気・嘔吐、便秘などの消化器症状、傾眠、倦怠感などの鎮静などが挙げられます。これらの副作用の多くは投与初期に認められるので、少ない用量から初めてゆっくりと増量すること、できるかぎり服用回数をわけて分服すること、食事のあとに服用することで回避できます。

また，ノルアドレナリンに対する作用があることから，心拍数の増加や拡張期／収縮期血圧をわずかに上昇させます。これは生理的な変動の範囲内ではありますが，なかにはどきどきとした感じを訴える子もいるので，服用前後で血圧や脈拍数の変化をみておくほうがいいでしょう。メチルフェニデート徐放錠と同様に一時的な成長抑制の報告がありますが，あとで追いつくので最終身長への影響はないと考えられています。

　アトモキセチンは，化学構造が抗うつ薬のフルオキセチンに類似しています。そのため，理屈上は気分の波のある子で躁転を引き起こすことが危惧されます。しかし，ADHDの子を対象にした調査では，アトモキセチンの投与後に敵意の表出や興奮などの感情不安定をもたらすことはないと報告されています。また，自殺念慮／企図の誘発リスクがあるという報告もありますが，自殺完遂例は認められていません。また，肝障害が報告もされています。ただし，これらはいずれも少数の報告です。ただ，個々の症例では，これらの副作用が生じないとも限りません。したがって，頭の片隅に置きながら経過をみることが大切です。

どのように使い分けるのか？

　どのようなADHD症状があるときにどちらの薬剤が使えばよいかがわかればよいのですが，これまでのところ，そのような違いはないようです。海外のガイドラインなどを見ると，メチルフェニデート徐放錠もアトモキセチンも，いずれもファーストラインの薬剤と考えられています。いずれの薬剤も有効率は70～80％ぐらいですが，無効例ではもう一方の薬剤に切り替えるとおよそ70％の有効率が得られるというデータがあります。重要なことは，ひとつの薬剤を十分量まで使用し，治療への反応性を十分に検討したうえで，治療効果が不十分であれば他剤へ切り替えるということでしょう。併用療法のほうが単剤治療より優れている

ことを示すエビデンスも限られていますので，併用を行う前にまずそれぞれの薬剤を十分量まで使い切ったうえで，効果を判定することが望ましいと思われます。そうすれば，いずれかの薬剤を用いることで91〜94％の患者に効果が得られます。ただし，残りの子どものなかには，薬剤が無効，もしくは逆に，不安定さが増す子どもがいます。それらの子どもでは，診断をもう一度見直すこと，不安定さを来たすような心理社会的な状況がなかったかを見直すことが大切です。

使い分けのもうひとつの根拠は，ADHDに併存する他の症状や疾患によるものです。攻撃性が強かったり，素行障害のある場合には，メチルフェニデート徐放錠のほうが有効ですし，睡眠障害があったり，終日にわたる効果が期待される場合には，アトモキセチンのほうが優先されます。また，不安障害，チック，薬物依存を伴うようなケースでもアトモキセチンの使用が検討されます。

その他の治療の選択肢は？

メチルフェニデートやアトモキセチンは，いずれも錠剤です。メチルフェニデート徐放錠の粉砕はできませんし，アトモキセチンのカプセルを開けると，苦みがあること，目に刺激があることから，散剤として使用することはできません。メチルフェニデートには海外では貼付製剤がありますし，日本でも導入が期待されます。アトモキセチンは液剤の承認申請が行われています。

その他の選択肢としては，三環系抗うつ薬が挙げられます。この薬はアトモキセチンと同様のメカニズムで効果を発揮すると考えられ，その有効性を示す報告もあります。しかし，抗コリン作用や心電図異常などの心配がありますし，一部の薬剤では突然死の報告もありますから，有効性というよりも副作用の点から使用は推奨されません。

α_2作動薬（グアンファシン，クロニジンなど）の有効性を示す

データもあります。この薬は，前頭前野にあるノルアドレナリン神経の後シナプス α₂ 受容体を刺激することにより，前頭前野の働きが強められ，作業記憶を増強するといいます。ADHDの中核症状に対する有効性はやや弱いですが，海外では不注意のあるケースなどにメチルフェニデート徐放錠などと組み合わせて使用されています。副作用として，傾眠，腹痛，鎮静，倦怠感などが認められます。現在，日本ではクロニジンの連放剤（商品名：カタプレス®）のみ使用可能ですが，半減期が短く，1日を通した効果を得るのは困難です。海外ではグアンファシンの徐放剤（商品名：Intuniv®）が発売されており，日本でも使用が可能になれば，有効な選択肢のひとつとなるでしょう。

攻撃性が高いADHDの子どもには，十分なADHD治療や行動面からの介入を行いながら，抗精神病薬を併用することもあります。海外では非定型抗精神病薬のリスペリドン（商品名：リスベリドン®）やアリピプラゾール（商品名：エビサファイ®）が，小児の破壊的行動障害や自閉症に伴う易刺激性に対する適応を認められています。主な副作用としては，傾眠，頭痛，体重増加などが挙げられ，効果と副作用のバランスを考えて使用することが求められます。

薬物療法と行動療法の併用は？

メチルフェニデートによる薬物療法は，課題への動機付けを高めて行動療法の治療効果を促進しますし，生活機能が改善すると，子どもの自尊心は高まり，学校生活，仲間関係，家族関係をも円滑にすることから，心理的発達にも良好な影響をもたらします。アトモキセチンでは，子どもの生活の質が高まり，家族の負担が軽減するというデータもあります。軽症例には行動療法を単独で，それ以上の場合には薬物療法と行動療法を併用で実施すること，薬物療法を実施する場合には，社会生活機能の改善を目標として

十分に症状を軽減し，寛解を達成することが大切です。

治療効果の判定には，しばしば症状評価尺度（親用，教師用）が用いられます。これらは，診察室では見えない家庭や学校でのADHD症状の重症度を把握するうえで有用です。その一方で，本人が薬物療法をどのように位置づけ，どのようにその臨床効果を実感しているかも重要です。というのも，しばしば臨床症状がある程度改善してくると，親は「親のエゴのために治療をしているのではないか」「親がうまくかかわれていないので，子どもに薬を飲ませているのではないだろうか」と思いがちだからです。子どもが服薬の効果を実感していることが親にとっても安心をもたらすでしょう。

一方，子どももADHDであるというだけでは薬を飲もうとはしないものです。特に，反抗挑戦的な，もっとも薬を服用してもらったほうがよいと思われる子どもに限って服用を嫌がるものです。そのようなとき，服薬が何に役立つのかを説明し，子どもと目標を共有しながら処方と服薬が行われるべきでしょう。治療効果の判断においても，子ども自身の主観的な感覚，「なんかわからないけど楽」「勉強の時，頭が整理しやすくなった」「かっとしないでこらえられた」などという訴えを大切にすることが重要です。本人を主体にした治療を行えば，親も不安にならないものですし，子どもの目標を達成するために親が何をすべきかがつかみやすくなるものです。

症例
ADHDと反抗挑戦性障害の併存例

▶▶ 10歳男児

◆── 生活歴と原病歴

保育園に通っていた頃から，落ち着きがなく，すぐに高いところに登ったり，関心のあるものを見つけると車が来てい

ても気づかずに飛び出すので，母親はいつも目が離せなかったという。小学校に入学後，先生の話を集中して聞けない，ごそごそと机の中のものを触る，周囲の子に話しかける，今日の宿題の内容を連絡帳に書けない，忘れ物が多いとのことで，病院の受診を薦められた。家でも，何か1つのことをしていても別のことが気になると，そのことを始めたり，2つのことを頼むとどちらもやり通せないという。また，些細なことで怒り出すと，手をつけられないときがあった。母親が再三促してやっと宿題を始めるといった様子で，「やったらお菓子くれる？」「何，買ってくれる？」などと言うので，母親が切れてしまうか，本人に都合の良い条件で契約を結ばされてしまうかのどちらかであった。

　診察室で何を聞いても「普通」「別に」としか応じず，両親が本人の日常の様子を語ろうとすると「余計なこと言わなくていい」と話を封じようとした。両親から生育歴などを聞いている間に，本児は聴診器やパソコンなどに興味を示し，うろうろと診察室の中を歩き始め，シャーカステンのスイッチをつけたり消したり，ベッドの上に登ってジャンプをしたところで，父親に怒鳴りつけられ，「もうっ」と地面を踏みならしたのち壁を蹴った。しかし，しばらくすると血圧計や体重計に興味を示して機嫌も直り，学校の様子を尋ねると，みんなで鬼ごっこをしていることなどを語った。広汎性発達障害を思わせる対人関係やコミュニケーション障害，顕著なこだわりはなく，知能検査でも組合せがやや低得点であるものの，下位項目の成績に顕著なばらつきはなかった。ADHD（混合型）と反抗挑戦性障害の併存の可能性を伝え，当面は投薬を行わず外来通院で経過をみることにした。

◆── 治療経過
　通院の過程では，母親に最近の子どもの様子，親が実際にどのような対応をしたのかを聞き，障害特性を踏まえた対応

上の工夫について伝えた。例えば，何かを頼むときにはひとつずつ短くわかりやすいことばで指示する，感情的に対応するのではなく，本人が落ち着くのを待ったうえで，子どもがどう思って混乱したのかを整理し，好ましい行動について教えるという方法を薦めた。また，本人の駆け引きには応じず，本人と決めた約束事が守れたときには，ポイントシールを貼り，それがたまるとお小遣いとして換金できるという方法を使った。

一方，本人，親の了解のもと，学校の先生にも連絡をしたところ，授業中，いつもゴソゴソとしていたり，すぐに気が散るので，先生に叱られてばかりであるとのことであった。また，同級生とトラブルになると，すぐにかっとして相手を突いてけがをさせてしまったりするので困っているとのことであった。教室の一番前の席に変更し，気が散りにくいように工夫するほか，必要に応じて個別に指示を与えて，できたことをほめるという方法をとった。また，かんしゃくを起こしたときには，とりあえず相手の子から離して落ち着かせ，それからどう行動すべきであったかを話し合うように薦めた。

定期的な通院を繰り返すなかで，学校や家庭の適応状態も良くなり，診察室での反抗挑戦的な言動もみられなくなった。最近の様子などを問うと，問題を解こうとしても集中できなかったり，ちょっとしたことでかっとしてしまい，自分で駄目と思っていてもコントロールできない苦悩などが語られるようになった。薬の服用を試みるか聞いてみると「飲んでみる」との返事であったので，メチルフェニデート徐放錠を18mg／日から始め，徐々に増やして36mg／日にした。服薬開始当初，食欲が下がって給食を残すことがあったが，その後は回復した。

服薬後は，きれいな字でノートをとれるようになり，複雑な算数の問題でも解けるようになった。また，不注意によるミスもなくなり，成績は飛躍的に向上したという。教師や親

からもほめられることが増え，同級生からも認められることが増えた．本人も自信がもてるようになったという．

まとめ

　ADHDの治療には，中枢神経刺激薬であるメチルフェニデート徐放錠とノルアドレナリン再取り込み阻害薬であるアトモキセチンが使用されます．いずれの薬もADHDを治癒させる薬ではありませんが，ADHDの症状を軽減することで，家庭や家庭での人間関係，仲間関係，学業に及ぼす支障を軽減し，その子の自身や自尊心を育むことができます．薬物療法以外の行動面からの介入の効果も高めることができます．小児期からの治療ですから，つねにリスクとベネフィットのバランスに配慮することが重要ですが，治療は不十分な形に留まるのではなく，必要十分に行うことが大切です．

　さらに，ADHDは小児期だけではなく，成人期まで持続することの多い障害であることが認識されるようになりました．アトモキセチンは小児期に加え成人期のADHDに対する適用を取得し，メチルフェニデート徐放錠についても成人期ADHDへの適用を申請中です（承認までの間は，小児期から継続使用している場合に限り使用可能です）．児童精神科医の専門領域であったADHD治療も徐々に成人精神科医へと広がりをみせるものと期待されます．

文　献

Swanson, J. et al. (2003) Arch gen psychiatry. 60 ; 204-211.

精神疾患の薬物療法講義

第7講
抗てんかん薬

遠藤 史人
Fumito Endo
市川 暁
Satoru Ichikawa
渡邉 雅子
Masako Watanabe

てんかんとは何か？

まず抗てんかん薬の説明に入る前に，てんかんとはどのような疾患であるのかを理解しましょう！

てんかんとはさまざまな原因により起こる**慢性の神経疾患**で，大脳の神経細胞（ニューロン）の過剰かつ異常な電気的活動の結果起こる反復性のてんかん発作を主徴とします。簡単に言うと，**ニューロンの電気的活動が異常に興奮した，例えると"ショートを起こした状態"にある**ということが薬物の作用を理解するうえでも重要です。では，なぜ"ショート"するのでしょうか？ 古典的な仮説をもとに説明します。

脳の機能は，ニューロンの電気的興奮が次々に他のニューロンへと伝達されることにより成立します。ニューロンには興奮性と抑制性の働きをもつものがありますが，正常な脳では両者が互いに作用し安定したバランスを保っています。てんかんでは，**このバランスが相対的に悪くなり，結果的に興奮性ニューロンの働きが過剰な方向に傾きます**。また，一部の家族性に発症するてんかんではイオンチャネルをコードする遺伝子に異常があることがわかっており，このようなバランスの異常に関与していると考えられています。以上より，ニューロンが過剰に興奮し続けると，"ショート"した状態に陥ります。この"ショート"の状態は，脳波でてんかん性異常波として表れます。そして，ある焦点部位からのニューロンの過剰興奮が周囲に伝播することにより，意識障害，けいれん，神経症状，自律神経症状，精神症状などのさまざまな症候が一時的に起こります。また，繰り返しになりますが，てんかんは意識障害の鑑別疾患としても非常に重要です。てんかんは，幅広い年齢層にみられ，小児では先天性が多く，青年期には頭部外傷や脳腫瘍などによるてんかんがみられます。また，高齢では脳血管性，脳腫瘍が多いですが（図1），アルツハイマー病でもてんかんを起こすことがあります。本邦では約100万人（有病率

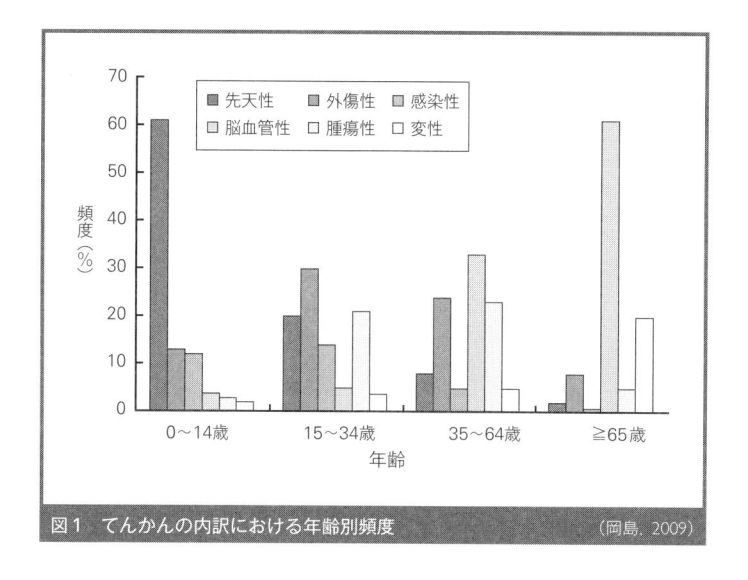

図1 てんかんの内訳における年齢別頻度　(岡島, 2009)

0.8％）の患者がいる，最も頻度の高い神経疾患のひとつであり，すなわちありふれた病気（common disease）と言えます。発病率は小児で高く，その後低くなり，高齢で再び上昇します（図2）。

てんかんの診断はどのようにすればよいでしょうか？ てんかんの治療は生涯にわたることもあり，まず，いわゆる"発作"が**真のてんかん発作であるかどうかを正確に診断する**ことが重要になります。重要なものとしては，循環器系の障害による失神発作（主に血管迷走神経性失神）がありますが，暑さ，疲労，恐怖，疼痛，うずくまった姿勢，背伸び，立位，排尿および咳などが関連することがありますので，病歴聴取の際に頭に入れておくとよいと思います。また，心因反応（転換性障害）による偽性てんかん発作がありますが，難治てんかんの患者の約20％で併存するため，真のてんかん発作との鑑別が難しい場合があります。一般的にはてんかん発作では発作症状に一定の傾向がみられますが，偽性てんかん発作では一定の傾向がみられず症状が多彩であり，時に誇張的なこともあります。女性，精神遅滞，性的不適応やうつ，不安症

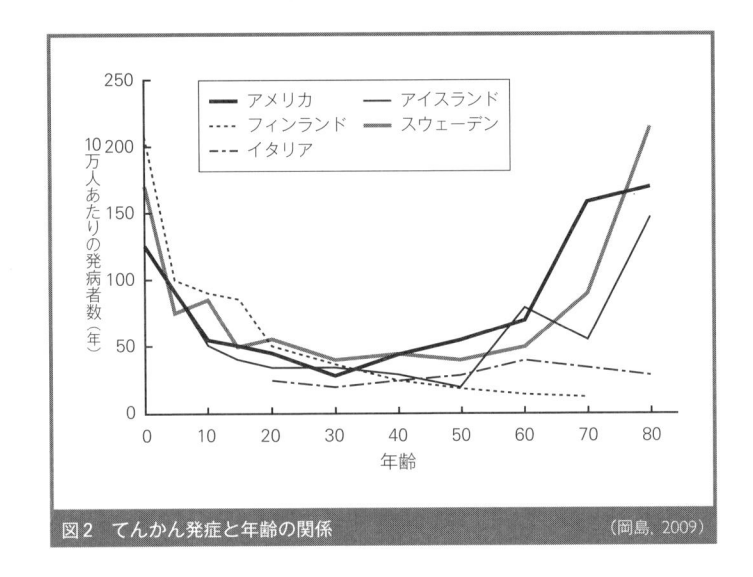

図2　てんかん発症と年齢の関係　　　　　　　　　　（岡島, 2009）

状などがその素因となることがあります。厳密には発作時脳波での判断が必要になりますが、クレアチンキナーゼ（CK）値や乳酸値の上昇の有無も参考になることがあります。また、一過性脳虚血発作や他の神経疾患に起因する"四肢のふるえ"などの不随意運動とも鑑別を要することがあります。

　次に、てんかんの発作型を判断しますが、これは**治療薬を選択する上で非常に重要**です。一般に意識障害を伴うてんかん発作では本人が憶えていないため、**目撃者からの詳細な情報の聴取が重要**となります。発作の起こった時間や場所、誘発要因の有無（光過敏性など）、持続時間、意識障害の有無、けいれんの有無と部位、前兆や自動症の有無、身体症状（顔面蒼白、立毛など）、尿失禁や咬舌、外傷などの随伴症状を確認します。発作型の診断はてんかん発作の国際分類（表1）にしたがって行います。分類が複雑と思われるかもしれませんが頑張りましょう！

| 表1　てんかん発作型分類 | （ILAE 国際分類法（1989）に基づく） |

1. 部分発作：発作が一側大脳半球の一部から始まる
   1-1. 単純部分発作：意識障害がなく比較的単純な症状を呈する。身体の一部の運動発作，身体感覚発作，視覚や聴覚などの知覚発作，自律神経発作，精神発作などがある。
   1-2. 複雑部分発作：意識混濁があり，それにさまざまな部分発作の症状が加わる。側頭葉てんかんの精神運動発作や自動症はこれにあたる。
   1-3. 二次性全般化：単純部分発作，複雑部分発作から始まり，全身けいれん発作に進展する。身体の一部のけいれんによる運動発作で始まり全身に広がるものをジャクソン型という。
2. 全般性発作：意識障害で始まり，症状も左右対称で，脳波で両側性にてんかん波を認める
   2-1. 欠神発作：短時間の意識障害だけを認める。
   2-2. ミオクロニー発作：両側四肢のミオクローヌスを呈する。
   2-3. 強直性，間代性および強直間代発作：意識を失い四肢を硬直させて（強直性)，やがて間代性けいれんへ進む。
   2-4. 脱力発作：意識消失と筋緊張の低下が同時に起こって倒れこむ。小児の点頭てんかんなど。

1. 部分発作はてんかん発射が皮質に局所的に起こることによるもので，意識清明な単純部分発作と意識障害を伴った複雑部分発作に大別されます。発作焦点の部位によって出現する症状は異なります。単純部分発作には，運動発作（四肢や顔面の一部がけいれんする，眼球や頸部が片側へ引き寄せられる，発声），感覚発作（しびれ等の表在覚の障害など），自律神経発作（顔色蒼白，発汗など），精神発作（言語障害，既視感など）がみられます。複雑部分発作は，単純部分発作から移行するかどうか，自動症を伴うかどうかにより区別されます。ここで，自動症とは口をモグモグさせたり，手もみの動作をしたり，あるいは動き回ったりすることなどで，内側側頭葉てんかんでよくみられます。最後に部分発作から二次性に全般化すると，「二次性」の全身のけいれん発作になりますが，これも部分発作であることは変わりありません。

2. 全般発作は，発作時にはてんかん発射が脳全体で全般性に起こることを覚えておきましょう。全般発作では発作開始直後より意識障害がみられ，運動障害が起こる場合も両側性の運動障害になります。しかし，先程述べた**部分発作の二次性全般化は全般発作との区別が困難なことがあります**。このようなときには発作時や発作間欠期（非発作時）の脳波で判断します。

表2 てんかんおよびてんかん症候群の国際分類 (ILAE, 1989) と本邦における頻度

1. 局在関連性（焦点性, 局所性, 部分性）てんかんおよびてんかん症候群	
1-1. 特発性（年齢関連性に発症する）	0.4%
・中心側頭部に棘波を示す良性小児てんかん ・後頭部に突発波をもつ小児てんかん ・原発性読書てんかん	
1-2. 症候性	49.5%
・小児慢性進行性持続性部分てんかん ・特異な発作誘発様式をもつてんかん ・側頭葉てんかん ・前頭葉てんかん ・頭頂葉てんかん ・後頭葉てんかん	
1-3. 潜因性（症候性であるが病因不明のもの）	0.4%
2. 全般てんかんおよびてんかん症候群	
2-1. 特発性（年齢関連性に発症するもので年齢順に列挙）	25.2%
・良性家族性新生児けいれん ・良性新生児けいれん ・乳児良性ミオクローヌス性てんかん ・小児欠神てんかん（ピクノレプシー） ・若年性ミオクローヌス性てんかん（衝撃小発作） ・覚醒時大発作てんかん ・上記以外の特発性全般てんかん ・特異な発作誘発様式をもつてんかん	
2-2. 潜因性あるいは症候性（年齢順に列挙）	6.2%
・West 症候群 (infantile spasms, 電撃・点頭・礼拝けいれん) ・Lennox-Gastaut 症候群 ・ミオクローヌス性失立発作てんかん ・ミオクローヌス性欠神てんかん	
2-3. 症候性	10.3%
2-3-1. 非特異的病因 　・早期ミオクローヌス脳症 　・suppression-burst を伴う早期乳児てんかん性脳症 　・上記以外の症候性全般てんかん 2-3-2. 特異的症候群	

3. 焦点性か全般性か決定できないてんかんおよびてんかん症候群	7.6%
3-1. 全般発作と焦点発作を併せ持つてんかん	

- 新生児発作
- 乳児期重症ミオクローヌス性てんかん
- 徐波睡眠時に持続性棘徐波をもつてんかん
- 獲得性てんかん性失語（Landau-Kleffner 症候群）
- 上記以外の未決定てんかん

3-2. 全般あるいは焦点発作の明確な特徴をもたないてんかん
4. 特殊症候群
4-1. 状況関連性発作（機会発作）

- 熱性けいれん
- 弧発性発作あるいは弧発性てんかん重積
- アルコール，薬物，子かん，非ケトン性高グリシン血症などの急性代謝性あるいは中毒性障害の際にのみ見られる発作

（日本神経学会てんかん治療ガイドライン．2002 より引用，一部改変）

表3　発作型と病因からみたてんかんの分類

		発作型	
		部分発作	全般発作
病因	特発性	特発性局在関連てんかん	特発性全般てんかん
	症候性	症候性局在関連てんかん	症候性全般てんかん

　てんかん発作の分類が終わったら，最後はてんかん症候群の分類を行います（表2）。これもまた複雑に思われると思いますが，まずは病因が明らかな"症候性"とそうでない"特発性"に大別されることを理解して，表3のように簡略化して考えるとよいでしょう。皆さんは成人で頻度の高いものから勉強していくとよいでしょう。各分類の代表的な疾患を簡単に紹介しますが，はじめは，この部分は読み飛ばしても構いません。

特発性局在関連てんかん

中心側頭部に棘波を示す良性小児てんかん（良性ローランドてんかん）

ローランド領域（てんかんの領域ではよく使われる言葉で中心前回や中心後回を指します）に発作波が出現する良性の部分てんかんで，特発性良性部分てんかんの大部分を占める，予後良好な疾患です。熱性けいれんの既往が30%にあります。2～12歳頃に発症し，好発年齢は4～9歳で，15歳には自然に消失します。発作は睡眠時，主に入眠時や明け方に多く，舌や顔面の片側が引きつる発作がみられ，続いて同側上肢から下肢へけいれんが生じます。唾液分泌過剰で生じるゴボゴボという音で周りが気づくことがあります。通常，発作時間は1～2分で，発作頻度は月～年単位と少ないです。まれに16歳以降に二次性全般化発作が出現することがあります。

症候性部分てんかん

1. 側頭葉てんかん

内側側頭葉てんかんと外側側頭葉てんかんがありますが，主体は前者です。3歳半～10歳に発症し，意識レベルの低下とともに自動症が現れる複雑部分発作を特徴とするてんかんです。発作の多くは，まず胃の不快感などの前兆があり，動作停止に始まって口をピチャピチャさせる口部自動症が続き，発作波の対側上肢の異常姿勢（ジストニア様肢位）を示し，発作後の数分から十数分のもうろう状態となります。家族歴にてんかんが多く，**熱性けいれんの既往**が多いことも重要です。MRIで片側海馬硬化，萎縮，側頭葉の萎縮を認めます（繰り返しになりますが環状断のFLAIR像で評価します）。特に内側側頭葉てんかんは**外科的治療が有効**であり，薬剤に反応しない場合には検討します。

2. 前頭葉てんかん

　前頭葉内に発作焦点を認める部分発作を主症状とします。睡眠中に起きやすく，単純部分発作，複雑部分発作，二次性全般化発作，あるいはこれらの組み合わせがみられます。数秒から十数秒の持続時間の短い発作が1日に数回以上繰り返し起こり，発作のはじめから激しい複雑な身振り自動症を伴うことがあり，強直性または姿勢性の顕著な運動徴候も特徴です。

3. 後頭葉てんかん

　後頭葉に発作焦点があり，主に視覚発作を伴った単純部分発作を特徴とするてんかんです。視覚発作は，閃光や光の点滅が出現する一方，暗点や半盲となることもあります。ものが実物より大きく見えたり，小さく見えることもあります。また複雑部分発作，二次性全般化発作などに進展することもあります。また片頭痛を合併することも少なくありません。

4. 小児慢性進行性持続性部分てんかん／Rasmussen 症候群

　小児期（1〜14歳が多い）に発症し，亜急性に進行するてんかんです。上気道炎などの急性感染の後に慢性脳炎となり，二次性全般化発作，単純部分発作，複雑部分発作を認めます。また，難治性の持続性部分発作，進行性の片麻痺，進行性の知的障害を特徴とするものを Rasmussen 症候群といいます。MRI 等で進行性かつ片側性の大脳萎縮が認められます。Rasmussen 症候群では，髄液にオリゴクローナルバンド（多発性硬化症などの髄液蛋白において，γーグロブリン領域に幅広く濃染した数本のバンドとして認められる異常分画）を認め，最近では NMDA 型グルタミン酸受容体（GluR2）の自己抗体の存在も報告されています。

特発性全般てんかん

1. 若年ミオクロニーてんかん

8〜30歳（多くは12〜18歳）に発症し，左右対称性に不規則なミオクロニー発作（神経内科で扱うことが多い，非てんかん性の不随意運動のミオクローヌスとは異なるので注意してください）がみられます。ミオクロニー発作は起床直後に起こることが多く，他のてんかんにも言えることですが，睡眠不足や過度のストレス，アルコール多飲，光刺激などで誘発されることがあります。ミオクロニー発作の数年後に全般性強直間代発作が，ミオクロニー発作の出現前に一過性の欠神発作が認められることがあります。薬剤への反応は良好ですが，中止すると再発することが多いのが特徴です。

2. 小児欠神てんかん（ピクノレプシー）

4〜10歳に発症し，女児に多く，通常は12歳までに消失する，通常は予後良好なてんかんです。しかし，思春期に及ぶと全般性強直間代発作が出現することがまれではありません。突然の意識喪失で始まり，随意運動が停止する4〜20秒の欠神発作を特徴とします。発作は過呼吸で誘発されますが，光や図形をみても誘発されません。脳波は両側性かつ同期性の3Hz棘徐波を示します。発作が毎日頻繁に起こるため，集中力の低下や学力の低下で周囲が気づくことがあります。

症候性（潜因性）全般てんかん

乳幼児のてんかんは，いずれも特に小児科領域で重要ですが，ここでは簡単な説明に留めることにします。

1. suppression-burst を伴う早期乳児てんかん性脳症（大田原症候群）

生後数カ月以内の乳児早期に頻発する強直発作を特徴とし，脳波で覚醒，睡眠を問わず持続的に suppression-burst（低電位の脳波と高電位徐波の群発が交互に出現する周期性脳波のパターン）が認められる難治性のてんかんです。生後4〜6カ月の間に West 症候群に移行し，一部は1歳以降に Lennox-Gastaut 症候群に移行することが多いとされています。難治で薬剤に反応しないことが多く，発作が消失しても重大な後遺症が残ることが多いです。

2. West 症候群

生後12カ月までに発症する難治てんかんです。物音にびっくりしたかのように手足を伸ばしたり曲げたりするスパスムに加え，重篤な精神運動機能障害を伴います。発作は数秒の間隔で反復し，シリーズ形成は日に数回から数十回生じます。笑わなくなったなど，周囲への反応が鈍ったことに周囲が気づくことがあります。発作が消失しても知的障害を残すことが多く，一部は Lennox-Gastaut 症候群に移行します。

3. Lennox-Gastaut 症候群

2〜8歳に発症し，West 症候群などの他のてんかん性脳症から移行してくる例が多くみられる難治性てんかんです。発作は強直発作が主で，欠神発作やミオクロニー発作，脱力発作など，多彩な発作パターンを示します。重篤な知的機能の低下を残すことが多く，成人後も持続的な治療が必要です。

特殊症候群

> 熱性けいれん

　小児の約8％と高頻度に起こります。発熱（38℃以上と言われています）と関連して起こること（よって発熱時以外にけいれんがあるものは含みません），予後がおおむね良好であることから，てんかんという診断はあたらないとされています。生後6カ月〜3歳で発症します。全般性強直間代発作を示し，発作が10分以内で，24時間以内に再発しない単純型と，部分発作症状を含み，10〜15分持続し，24時間以内に発作が反復しうる複雑型に分類されます。複雑型は後のてんかん発症の危険因子と言われており，また熱性けいれんでの**長時間の発作は内側側頭葉てんかんの発症と関連**があると言われています（側頭葉てんかんを疑ったときには熱性けいれんの既往が重要でした）。

　以上，主要な疾患を簡単に紹介しました。また一般的に，年齢，性別，既往歴（熱性けいれん，頭部外傷を含む），家族歴も重要な要素となります。このようにてんかんの診断は，**てんかんと非てんかんの区別→てんかん発作の分類→てんかん，およびてんかん症候群の分類**の手順で行います。

　検査についても少し触れておきます。病歴からてんかんが疑われるときは，まず脳波でてんかん性の異常波がないかどうかを確認します。ただし，発作がないときの脳波が正常でもてんかんを否定することはできず，少なくとも睡眠時の脳波は記録する必要があり，患者さんが入眠しないときにはペントバルビタール（ラボナ®）などを必要に応じて使用します。また逆に脳波にてんかん性の異常波を認めても，それが臨床的な発作症状を説明しうるものでなければなりません。ここでは詳しく説明しませんが，典型的なてんかん波以外にも，背景活動の左右差や高振幅徐波も発作波を示していることがあり注意が必要です。また，正常脳波でみ

られる頭頂部鋭波（hump）との区別も重要ですので覚えておいてください。このように、臨床的にてんかんが疑われる場合には診断にとって、てんかんが明らかな場合には発作型および症候群の分類などにとって、脳波は非常に重要な検査です。発作および症候群が不明の場合には、ビデオ脳波モニタリングを行うことがあります。また、特発性てんかんの場合を除いて、てんかんが疑われる場合には、器質的異常の有無を検出するためにMRI（Magnetic resonance imaging：核磁気共鳴画像法）を行うことが推奨されます。特に海馬硬化や皮質形成異常等の所見はFLAIR像ではじめて明らかになることがありますので、**FLAIR像も確認する**ことが必要です。このほかに難治てんかんに対して外科的治療を検討する場合にはMEG（Magnetoencephalography：脳磁波），PET（Positron emission tomography：ポジトロン断層法），SPECT（Single photo emission computed tomography：単一光子放射断層撮影）により詳細な病態評価を行いますが、今回は紹介に留めておくことにします。

抗てんかん薬はどのように作用するのか？

　前置きが長くなりましたが、いよいよ抗てんかん薬の説明に入ります。まず、抗てんかん薬は略語で示されることも多いため、ここで主要な薬品名と略語，商品名を**表4**に挙げておきます。是非覚えましょう！

　てんかんの発症機序の概略については冒頭で説明しました。では具体的な薬物の説明の前に、抗てんかん薬が具体的にどのような作用機序をもつのかを理解しましょう。図3に示したように抗てんかん薬は、おおむね以下の機序のいずれかにより作用を発揮して、興奮性に傾いたバランスを改善することで効果を発揮します。

表4 抗てんかん薬の薬品名と代表的な商品名

薬品名	商品名
フェノバルビタール (PB)	フェノバール®, ルピアール坐®, ワコビタール坐®
プリミドン (PRM)	プリミドン®
カルバマゼピン (CBZ)	テグレトール®
フェニトイン (PHT)	アレビアチン®, ヒダントール®
ゾニサミド (ZNS)	エクセグラン®
バルプロ酸 (VPA)	セレニカ R®, デパケン®
エトサクシマイド (ESM)	ザロンチン®, エピレオプチマル®
クロナゼパム (CZP)	リボトリール®, ランドセン®
ジアゼパム (DZP)	セルシン®, ホリゾン®, ダイアップ坐®
クロバザム (CLB)	マイスタン®
*新規抗てんかん薬 (2013年3月現在)	
ガバペンチン (GBP)	ガバペン®
トピラマート (TPM)	トピナ®
ラモトリギン (LTG)	ラミクタール®
レベチラセタム (LEV)	イーケプラ®

CZP, DZP, CLB はベンゾジアゼピン (BZD) 系抗てんかん薬

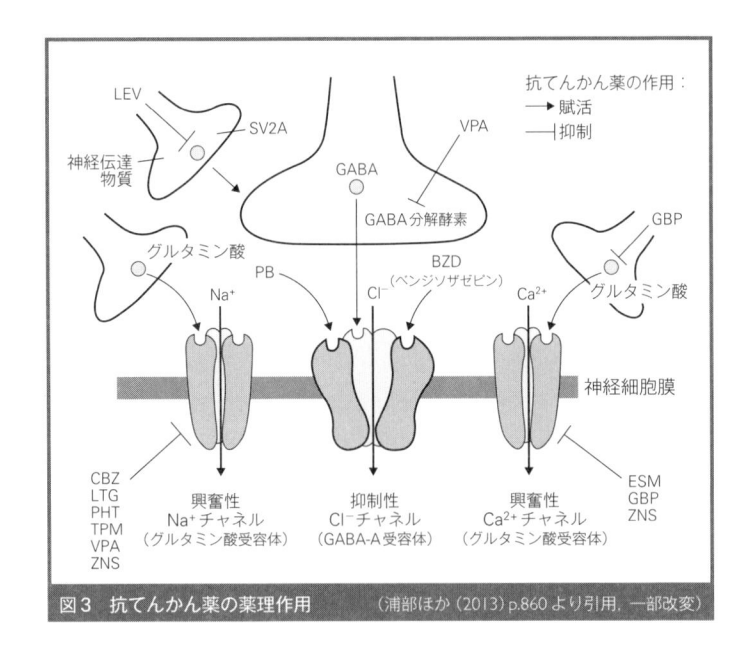

図3 抗てんかん薬の薬理作用　　(浦部ほか (2013) p.860 より引用, 一部改変)

1. 神経細胞膜の過剰な興奮性を抑制する。
   （1）電位依存性ナトリウムチャネルの抑制
   （2）電位依存性T型カルシウムチャネルの抑制

2. 神経回路の過剰興奮性を抑制するためにGABAニューロンの作用を増強する，またはグルタミン酸ニューロンの作用を軽減させる。

抗てんかん薬はどのように使うか？

　発作型の診断が治療薬の選択に重要であることは先ほど説明しました。適切な治療により，てんかん全体の70〜80％で発作が消失すると言われていますので，まずはしっかり知識を身につけましょう。表5に各抗てんかん薬の作用機序と適応を有する発作型をまとめましたので見てください。薬剤の選択は，基本的には**部分発作はCBZ，全般発作はVPAを第一選択とする**と覚えましょう！　臨床的には，発作型に対して**CBZは狭い，VPAは広い治療域を有する**ことも特徴です。

　注意したいのは，部分発作の二次性全般化を全般発作と，自動症を伴った欠神発作を複雑部分発作と判断してしまうと誤った治療になり，症状が悪化することもあるということです。実際には副作用の問題もあるので第二選択の薬剤を含め治療を開始します。薬剤の開始は基本的には必要に応じて**2回目の発作以降に検討**します（てんかんは慢性疾患でした）。ただし，若年性ミオクロニーてんかんでは初回発作から開始することがあります。選択した薬剤を**少量から徐々に増量**し，一度開始したら投与量の上限の範囲で効果が得られるまで増量して使用します。効果が得られなければ他の薬剤を含め2〜3種類を試しますが，特に複数の発作型が存在するなどの理由から，単剤での効果が乏しい場合には多剤併用を考慮します（通常は2〜3剤に留めるようにします）。

表5 抗てんかん薬の作用機序と臨床効果 （辻（2010），野沢（2012），一部改変）

抗てんかん薬	部分発作	強直間代発作	間代発作	強直発作	欠神発作	ミオクロニー発作	脱力発作	Naチャネル阻害	T型Caチャネル阻害	L型Caチャネル阻害（α₂サブユニット）	GABA類似作用	グルタミン酸受容体阻害	炭酸脱水素酵素阻害	SV2A
PHT	②	○	○	○				○						
CBZ	①	△			×	×		○						
ESM					②				○					
VPA	○	①	①	①	①	①	①	○	○		○			
PB	△	②	②	②							○			
CZP	△	○		○		②	△				○			
ZNS	②	○			△			○	○				○	
CLB	併	併			併	併	併				○			
GBP	併				×	×				○				
TPM	併							○			○	○	○	
LTG	併	併						○	○					
LEV	併													○

①：第1選択薬，②：第2選択薬，○：選択の候補となりえる
△：適応あり，併：他剤併用にて適応あり，×：増悪の報告あり

　ここで注意点がありますが，薬剤の増量により治療効果が得られない場合には，「そもそも診断は正しいか？　服薬は正しく行えているか？　生活は不規則でないか？　進行性の疾患が隠れていないか？」などを確認することも重要です．治療が奏功し，少なくとも2年程度発作が出現しない場合には抗てんかん薬の中止を検討する場合がありますが，**急な服薬中止は，発作再発やてんかん重積を誘発するので禁忌です!!**

　各薬剤についての注意点を列挙します．CBZやベンゾジアゼピン系は開始時に**血中濃度の急激な上昇**があり，はじめから維持量を投与するとふらつきや眠気が強くなります．また，PHTは対数関数的に血中濃度が上昇するため，当初は効果が不良でも，増量し

表6 主な抗てんかん薬の薬物相互作用　　　（野沢（2012）より引用，一部改変）

追加AED	元の抗てんかん薬の血中濃度										
	VPA	PB	PRM	CBZ	PHT	ZNS	CZP	CLB	ESM	GBP	TPM	LTG	LEV
VPA		↑↑	↑ *1	↓ *3,6	↓ *2	→	↓	↑	↓	→	↓	↑↑	→
PB	↓		↓	↓	→ *4	↓	↓	↓	↓		↓	↓↓	↓
PRM	↓			↓	↓					→	↓	↓	↓
CBZ	↓	→↑	↓ *5		↑	↓	↓	↓	↓		↓↓	↓↓	↓
PHT	↓↓	↑→	↓ *5	↓↓		↓	↓	↓	↓		↓↓	↓↓	↓
ZNS	→			→ *6	→						→		
CZP		→	↑	↓	→								
CLB	↑↑	↑		↑	↑↑								
ESM	↑	↑	→	↓	↑								
AZM		↑↓	↓→										
GBP	→										→		→
TPM	↓											↓	
LTG	→	→	→	→	→	↓	→				→		→
LEV	→	→	→	→	→		→			→	→	→	

血中濃度：↑上昇，↑↑著増，↓減少，↓↓著減，→不変
*1：一過性，*2：一過性に減少するが不変，*3：総濃度は減少，非結合型は上昇，
*4：少し増減，実質的に不変，*5：PRM→PBを促進しPRM減少，PB減少，
*6：CBZ-epoxideは増加

ていくと急に血中濃度が上昇し，ふらつきが強くなってしまうことがありますので，用量はやや多めに開始し血中濃度を確認しながら徐々に増量します．ベンゾジアゼピン系（CZP，CLBなど）は**長期使用時の耐性**（効果が減少します）に注意することや，開始時および中止時にけいれんが悪化することがあり注意が必要です．VPAなどの**半減期の短い薬剤**では内服前の発作出現に注意します．

さらに多剤併用についてですが，**抗てんかん薬は併用する抗てんかん薬の血中濃度を変化させる**ことがあるため投与量に注意する必要があります（表6）．GBP，LEVは腎排泄の薬剤なので高齢者でも併用しやすいことも覚えておいてください．またMELAS（ミトコンドリア脳筋症，乳酸アシドーシス，脳卒中様発作症候群）ではVPAは脳卒中発作を誘発しうるので，使用しないことも頭に入れておきましょう．

抗てんかん薬の副作用には
どのようなものがあるか？

副作用を表7にまとめましたので見てみましょう。特に注意すべき点として、PHT、CBZ、PB、LTGなどでのStevens-Johnson症候群、CBZ、VPA、PHTでの白血球減少（好中球減少症や無顆粒球症を含む）、PHTでの成人における高用量での小脳性運動失調、さらに点滴静注時の血管炎や血管外漏出による皮膚壊死、VPAでの高アンモニア血症、VPA、ESMでの催奇形性等が挙げられますが、そのほか肝代謝の薬剤が多いので肝機能障害は頻度が高くなります。新規抗てんかん薬は一般に従来のものに比べ副作用が少

表7 抗てんかん薬の主な副作用	（岡島, 2010）
	主な副作用
PHT	眼振、複視、失調、歯肉増殖、多毛、発汗、肝障害、免疫抑制、葉酸低下、巨赤芽球性貧血、眠気、発疹（時にStevens-Johnson症候群に移行）
CBZ	めまい、複視、眼振、失調、眠気、胃腸障害、白血球減少、葉酸低下、低Na血症、肝障害、発疹（時にStevens-Johnson症候群に移行）
ESM	胃腸障害、眠気、異常行動、吃逆、骨髄抑制、発疹、全身性エリトマトーデス
VPA	胃腸障害、肝障害、凝固障害（血小板、フィブリノーゲン低下）、肥満、脱毛、利尿、振戦、眠気、膵炎
PB	鎮静、眠気、不穏、興奮、多動、骨代謝異常、葉酸低下発疹（まれにStevens-Johnson症候群に移行）
CZP	眠気、精神活動低下、失調、筋緊張低下、異常行動、睡眠障害、流涎、気道分泌過多
ZNS	眠気、無動力、精神活動緩慢化、食欲不振、乏汗、腎・尿路結石
CLB	眠気、精神活動低下、失調、筋緊張低下、異常行動、睡眠障害、流涎、気道分泌過多
GBP	眠気、めまい、頭痛、複視、倦怠感
TPM	眠気、めまい、認知機能低下、体重減少、腎・尿路結石、代謝性アシドーシス、乏汗
LTG	傾眠、めまい、肝機能障害、複視、発疹（時にStevens-Johnson症候群に移行）
LEV	鼻咽頭炎、傾眠、頭痛、浮動性めまい、下痢、便秘

ないことが特徴ですが，LTGの薬疹，TPMの尿路結石は覚えておきましょう。**副作用が疑われるときには，まず血中濃度を測定し中毒量になっていないかどうか確認しましょう**。副作用が過敏反応であれば薬剤を中止して抗ヒスタミン薬やステロイドを開始します。最後に妊娠中の抗てんかん薬の内服ですが，**特に妊娠初期から中期には単剤で可能な限り低用量**であることが推奨され，血中濃度を確認しながら，てんかん専門医，産婦人科医の連携による診療が必要となります。てんかん患者で妊娠の可能性がある場合には，速やかに**葉酸の内服を開始**します。催奇形性は報告により最多で約10%あることを説明する必要があります。最近，てんかんの母から生まれた3歳児のIQはVPAにおいて他の薬剤よりも有意に低下するという報告（Meador et al., 2009）があり，催奇形性に加え重要な問題です。不要に高用量あるいは高濃度にVPAを使用しないことが大切です。

てんかん重積状態の治療についてはどうするか？

てんかん重積状態とは，30分以上にわたりけいれん発作が持続するか，けいれんは断続的であっても意識が回復することなく発作を繰り返すことを指します。てんかんのほかに感染性，薬剤性，代謝性の脳症，頭部外傷，脳腫瘍なども原因となりますが，重積状態が持続することにより，代謝異常や低酸素症により二次性の脳障害となると生命の危険を生じることから，**まずはけいれんを止める迅速な処置が必要**となります。治療は，ABC（意識，呼吸，環境）をまず確認し，DZP（セルシン®，ホリゾン®）をゆっくり静注します。重積がおさまるまで静注を反復すると呼吸抑制が生じるので注意が必要です。DZPで重積が抑制されたら作用時間の長いホスフェニトイン（ホストイン®）点滴静注に切り替え，DZPで奏功しない場合は，ホスフェニトイン点滴静注，PB（ノーベルバー

ル®）の静注あるいはミダゾラム（ドルミカム®）持続静注に切り替えます。また、PB筋注を行うこともあります。PHT注射液は血管障害が著しく、血管外漏出なくとも purple glove syndrome など重篤な副作用を起こすので、ホスフェニトイン点滴静注が発売された現在では、もはやPHTはおすすめしません。必要に応じてICUにおいて人工呼吸器管理を行います。

抗てんかん薬のその他の使い方にはどのようなものがあるか？

抗てんかん薬は、てんかん以外の疾患にも使われることがありますが、ここではいくつかの列挙に留めておきます。

CBZ, GBP…三叉神経痛等の難治性疼痛
CZP…本態性振戦、ミオクローヌス、小脳性運動失調
ZNS…パーキンソン病（トレリーフ®が保険適応されました）
CBZ, LTG, VPA…躁うつ病

法律上の問題について

2002年6月から道路交通法が改正され、てんかん患者の免許証交付は、治療状況に基いて発行が判断されることになりました。以下を満たせば、運転免許を取得することができます。

ア 発作が過去5年以内に起こったことがなく、医師が「今後、発作が起こるおそれがない」旨の診断を行った場合。
イ 発作が**過去2年以内**に起こったことがなく、医師が「今後、X年程度であれば、発作が起こるおそれがない」旨の診断を行った場合。
ウ 医師が、1年間の経過観察の後「発作が意識障害および運動障

害を伴わない単純部分発作に限られ，今後，症状の悪化のおそれがない」旨の診断を行った場合．
　エ　医師が，2年間の経過観察の後「発作が睡眠中に限って起こり，今後，症状の悪化のおそれがない」旨の診断を行った場合．

看護上，どのようなことを注意すればよいか？

　外来や入院において，医師だけではなく，看護師もまたてんかんと抗てんかん薬についての理解を深める必要があります．発作や副作用の徴候はもちろんのこと，患者さんに対応するために注意しておきたい点をいくつか挙げておきます．

- きちんと服薬すれば基本的には従来と変わらない生活を送ることができるが，ある程度の期間てんかんとうまく付き合っていく必要があること．
- 一方で，抗てんかん薬は，発作が長期間消失している場合でも服用を続ける必要があり，自己中断すると発作が再発する可能性が高くなること．また，服薬時間が多少ずれたとしても1日量はきちんと服用すること．
- 発作誘引となりうる原因を可能な限り排除し，規則正しい生活を行うこと．
- 治療中にも発作が起こりうるので，発作が起きたときに備え，発作によって起こる事故を未然に防ぐことができるような環境を周囲の協力も含め構築すること．
- いつもと比べ発作が長時間続くときや"何となく"様子が異なるときは，重積状態になる可能性もあるため，早めに医療機関を受診すること．
- 入浴中の発作による溺死や突然死（SUDEP）がまれに起こることがあります．

最後に

てんかんの多くは，正しい治療と理解があれば，根治には及ばないまでも通常の生活を営むことのできる疾患です。医療従事者が正しい理解の下，患者さんを支援していくことが重要です。また一方で，医学的には未知の部分も多い興味深い領域です。今回は脳波について詳細は触れませんでしたが，てんかんの診療には脳波の理解が不可欠ですので少しずつ勉強していきましょう。この稿を読んでくださった皆さんにとって，てんかんについて興味をもつきっかけとなれば幸いです。

文献

井上有史ほか（2005）成人てんかんにおける薬物治療ガイドライン．てんかん研究 23-3；249-253．

松下正明ほか（1998）臨床精神医学講座9　てんかん．中山書店．

Meador et al., (2009) Cognitive function at 3 years of age after fetal exposure to antiepileptic drugs. N Engl J Med 360；1597-1605.

日本神経学会てんかん治療ガイドライン（2002）

三島信行監修（2010）抗てんかん薬ポケットブック 改訂第3版．日本てんかん協会．

野沢胤美（2012）薬物相互作用のまとめ．In：宇川義一，辻省次編：てんかんテキスト New Version．中山書店，pp.188-196．

岡島宏明（2009）てんかんと類縁疾患 ── てんかんの内科的治療．神経内科 70-3；252-257．

須貝研司（2004）小児によく使う薬，重要な薬 ── 抗てんかん薬．小児科臨床 57-4；813-822．

須貝研司（2005）知っておきたい診療上の留意点 III ── 治療　各論 てんかん．小児科 46-5；819-825．

須貝研司（2012）薬物相互作用のまとめ In：宇川義一，辻省次編：てんかんテキスト New Version．中山書店，pp.347-351．

辻貞俊（2010）てんかん治療ガイドライン 2010．医学書院，pp.27-30．

浦部晶夫，島田和幸，川合眞一編（2013）今日の治療薬 2013．南江堂，p.860．

精神疾患の薬物療法講義

第8講

漢方薬

下田 哲也
Tetsuya Shimoda

漢方薬とは何か？

まともに答えるとなると結構難しいですね。ま「中国に起源を持つ伝統医学で用いられる薬物」とでも定義すればどこからも文句は来ないでしょうな。読者の皆様も葛根湯はカゼ薬といった程度の常識はおありでしょう。その葛根湯は漢方薬の代表選手です。葛根湯は『傷寒論』という中国は漢の時代に書かれた書物に出ている方剤（複数の生薬の組み合わせ），つまりチン百年前の文献に見られるものです。

ちょっと想像をたくましくしてみましょう。私は歴史学者でも考証学者でもありませんから，全くの想像なんですが，あのだだっ広い中国に，ある日忽然と統一王朝が成立したわけはありませんわな。それ以前は，多部族があちらこちらでなわばり争いをしていたはず。それがある時は友好的に，ある時は戦いによって統合されていったのでしょう。で，猿だってお互いに毛繕いしあうといった「癒し」の文化を持っているのですから，当時の諸部族各々固有の癒し方の体系があったに違いありません。例えばA族とB族が融合したとしましょう。A族は病気になった人間に水をぶっかけて祈祷する派，B族はとある草の根っこをかじらせて治す派。良くも悪くも癒し方の競争が生まれたわけです。その競合の結果「どうも水ぶっかけてお祈りするより，草の根っこかじらせたほうが結果はいいようだ」てな結論に達して，ABの癒合した部族は「根っこかじらせ派」となっていった。同様の競合が次世代の部族融合の際にも起こり，「こういう症状の時にはあの草，ああいう症状の時には別の草」てな認識が統合され，さらには各々別の草の根っこには違う効能があると認識され，「ではいっそのこと，複数の生薬を混ぜて使ったら良いんじゃないの」みたいな認識が成立し，葛根湯みたいな方剤ができたのです。たぶん二千年くらい前に成立したとされる薬学書『神農本草経』に，生でかじったら猛毒であるトリカブトの根っこ＝附子が，体を温め

表1　五臓の機能と病理		(下田, 2003, p.35)
	生理機能	病的状態
心	主血脈, 主神明＝血液循環機能, 大脳皮質の高次神経中枢など	動悸, 心煩, 不眠, 多夢, 狭心痛, 譫言（うわごと）, めまい, 意識障害, 精神病状態, 多汗, 舌痛など
肺	主気, 主皮毛, 通調水道＝呼吸機能, 皮膚機能, 体液の運行を調節など	咳, 喘息, 胸痛, 発声障害, 喀血, 鼻閉, 咽痛, 浮腫, 皮膚乾燥, 大便が堅くつかえるなど
肝	主疏泄, 蔵血, 主筋＝情動系中枢・自律神経系・筋肉運動系の調節, 視力に関与など	乳房や側腹部の張り, いらいら, 易怒傾向, 痙攣, 四肢の麻痺・しびれ, 睡眠障害, 視力障害など
脾	主運化, 主統血, 主肌肉＝水分代謝, 栄養代謝, 末梢循環機能, 筋肉を栄養など	腹張, 腹痛, 食欲低下, 便通異常, だるさ, 浮腫, 嘔吐, 体が重い, やせ, 出血, 内臓下垂など
腎	主蔵精, 主骨, 生髄, 主水＝生命維持, 泌尿生殖, 内分泌・脳機能・呼吸機能にも関与など	腰痛, 種々の排尿障害, 陰萎, 浮腫, 喘息, 痴呆, 耳鳴り, 火照り, 歯や骨の異常, 毛髪の異常など

注：生理機能では，はじめに中医学での機能を示し，＝の後にそれに対応する西洋医学での機能を示した

たり痛みを取るための薬物として収載されているところをみると，それ以前からかなりの犠牲を伴う経験の集積があったといえましょう。

　で，それやこれや，一挙に結論をまとめちゃいますと，薬物に関してだけでなく，生理学的な認識もできあがったらしく，漢方医学では五臓六腑が認識され（仕事帰りの一杯が染みわたるところですな）そこでいう五臓の機能は表1のように認識されます。そして五臓は図1のような相互作用を持っているとされることになりました。

　前段「講釈師，見てきたような嘘を言い」の世界ですが，当たらずとも遠からずの自信はあります。漢方薬や漢方的生理学には現代的な意味でのエビデンスが乏しいとの批判がありがちですが，先述したように何百年から何千年かけたトーナメントを勝ち抜いてきたといえる側面があることは主張させていただきましょう。

　さて，図1とか表1とかご覧になると，例えば「何で肝臓が情動系中枢なの？　めちゃくちゃ言わないで」みたいな感想をお持

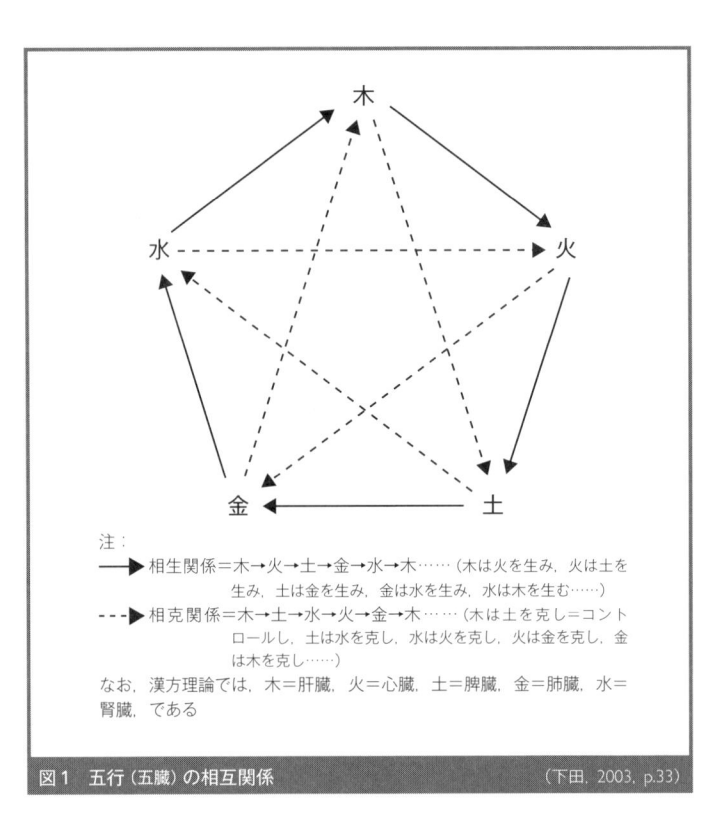

注：
→ 相生関係＝木→火→土→金→水→木……（木は火を生み，火は土を生み，土は金を生み，金は水を生み，水は木を生む……）
--▶ 相克関係＝木→土→水→火→金→木……（木は土を克し＝コントロールし，土は水を克し，水は火を克し，火は金を克し，金は木を克し……）
なお，漢方理論では，木＝肝臓，火＝心臓，土＝脾臓，金＝肺臓，水＝腎臓，である

図1　五行（五臓）の相互関係　　　　　　　　　　　　（下田，2003, p.33）

ちになる向きも多いと思います。ま，これを書いている私だって右側腹にあるレバーが情動中枢だなんて思っちゃおりません。同様に心臓が高次の神経中枢なわけもありませんわな。ま，ともかく漢方ではそういうことになっている，と解剖学的実体とは切り離して考えていただくしかないですね。また，図1に示した五行（五臓）の相互関係，これまた荒唐無稽ですよね。でも例えば，感情的に高ぶると食欲がおかしくなる，漢方的に言い直しますと情動（肝）が高ぶると消化吸収系（脾）が抑制される，みたいなことは結構経験されると思います。つまり，肝とか心とか現代医学でも用いる言葉は使ってますが，解剖学的実体とは無縁（ただし，そうでもないところもあるのがややこしいのですが）な，表1に示した

ようなブラックボックス的機能系であるとご理解ください。この辺について詳述する余裕はありませんので，興味ある向きは拙著（下田，2003）をご参照ください。

それから，漢方薬を運用する基盤の漢方医学はICDもDSMもなかった時代に成立・発展したものです。現代的な疾病分類と病名によって漢方薬を使用したところで，あまり効果的ではないと思われます。漢方薬は漢方医学的疾病分類に基づいて処方されるべきものであることは強調しておきましょう。その漢方的疾病分類のことを「証」と呼び，そういった治療法のことを「随証治療」と呼びます。

そういった事情が漢方薬がEBM（Evidence Based Medicine）的に弱い理由のひとつなんだろうと思います。例えば，漢方薬大手メーカーT社のパンフレットで，神経症・ノイローゼに適応のあるとされる方剤で，黄連解毒湯（おうれんげどくとう）と温経湯（うんけいとう）が挙げられている（ほかにもあります）のですが，前者は体を冷やす薬で後者は暖める薬なんです。漢方的には相反する薬効といえる両者が，ともに神経症の適応がある。奇妙な話です。これすなわち，ICD・DSM的な西洋医学的見方と，漢方の切り口が違うから起こる奇妙さです。神経症だからとパンフレットの適応症を見て短絡的に黄連解毒湯だけを処方したら，温経湯が適切である症例には当然効かないでしょうし，副作用も起こりそうです。

では「証」って何なの？ どんなもの？ という疑問に答える必要はありそうですね。一例として「血虚証」という概念を取り上げてみましょう。「虚」というのは「不足している」という意味ですから，くだいて言えば「血の不足」です。西洋医学にも字面的には似たような……というよりほとんど同じ意味の「貧血」という概念がありますね。この貧血という概念は血液中のヘモグロビン濃度低下症と定義でき，血液中のヘモグロビン測定法は臨床検査マニュアル本1ページくらいにまとめられ，まあ，中学校卒業程度の理解力があれば誰でも納得できる実体的な概念です。つまり，貧血の程度は定量・数値化できるわけです。反面，漢方的

な血虚はヘモグロビン量測定と同じレベルでの定量化は不可能です（質問紙法のようなやり方で「血虚スコア」を数量化する試みはなされていますが，ヘモグロビン測定とは次元が違いますよね）。漢方で言う血虚とは，臓器・皮膚・毛髪などを栄養する機能を持った「血」という（イマジナリーな）サムシングの不足と定義されるものなのです。

　漢方の諸概念は前段で記した「血虚証」と同様に，実体のない，少なくとも実体が見えにくいイマジナリーなものであること（**表1**で紹介した五臓も同様）は注意すべきところです。

　従来の漢方入門書では「血はこれこれの機能を持つ。故にそれが不足すると（＝血虚）こういう症状が出る」という論理で書かれています。そこで「では，血の機能はどうして分かるの？」と突っ込みを入れますと「昔の名医誰それがそう言った」てなことになります。「そんなあやふやな根拠に基づく医療なんてごめんだ」とおっしゃられる向きも多いかと思われます。確かに，科学的な教育を受けてきた現代の私たちにはついていきにくい論理です。しかし，漢方が効果的であることもまた事実。補血法と呼ばれる治療法で改善する症候，患者が存在することもまた事実なのです。「血の機能云々」はとりあえず括弧に入れて，補血法が奏功する症候を血虚証と呼ぶところをスタートラインにすれば腹も立たないでしょう。これ，漢方初学のころの私が自身を納得させるために考えた論理。で，そうするとどんなときに補血したらいいかわからないので，一度は括弧に入れた「血の機能云々」を勉強しなおすとよろしいのではと思います（以下煩雑ですから繰り返しませんが，同様に補気すると良くなるのが気虚証で，化痰すると改善するのが痰証などです）。

　ここまで書いたらついでですから，気・血・水が不足したり滞ったりしたときの症状を，**表2・3**にまとめておきましょう。ご参照あれ。

表2　気・血・水が不足すると（虚証）	（下田，2003，p.39）
気虚（気の不足）	元気がない，疲れやすい，多汗，息切れ，動悸，だるさ，食欲不振，ふらつき，めまい，耳鳴り，性機能障害など
血虚（血の不足）	顔色が悪い，皮膚につやがない，目のかすみ，不眠，多夢，物忘れ，めまい，眼精疲労，筋肉の痙攣，月経異常など
津虚（水の不足）	口が渇く，皮膚の乾燥など

表3　気・血・水が滞ると	（下田，2003，p.41）
気の滞り（気滞）	張って痛む症状，胸苦しさ，憂うつ感，いらいら感，不眠，悪心など
血の滞り（血瘀）	皮膚につやがない，色素沈着，静脈瘤，肩こり，月経痛，暗黒色の経血，固定性の痛み，出血，腰痛など
水の滞り（痰飲）	狭義の痰飲：いわゆる喀痰 広義の痰飲：悪心，腹張，めまい，意識障害，水腫，浮腫，腹水，胸水など

漢方の諸概念は実体のない感覚的なもの

　さて，漢方治療の基礎である証を考えるときに用いる諸概念は，現代の我々が知る臨床検査などかけらもない時代に形成されたものですから，すこぶる感覚的なものなのです。幸いにして私たち日本人は，漢字文化に慣れ親しんでおります。あまり諸概念を厳密に定義してかかるよりは，漢字から受ける自然なイメージを素直に取り込んだほうが理解が容易ではないかと考えています。

　例えば，精神科救急の場面で統合失調症患者の呈する興奮，易怒といった症状から，冷たい氷をイメージするへそ曲がりは少ないでしょう。彼らの示す興奮状態からは燃え上がる炎みたいなものを連想するのが自然でしょう。そういった症状は漢方的に「火・熱」性の発症因子によると捉えられることが多いのです。「統合失調症だけじゃなく，躁病患者の興奮も，その見方からすれば同じじゃない？」ですって？　そうなんですよ。西洋医学的病

名がどうあれ，漢方的診断は似たようなところに落ち着くのです。

さらに例えば，口渇や便秘といった「乾燥」をイメージさせる症状は文字通り「燥」性の発症因子によることが多いということになります。

そして例示した発症因子はあくまでも理念型で，単独で存在することはほとんどなく，互いに影響しあいながら複合的に病症を形成すると考えられます。例えば燥と熱でいうと，燥性の発症因子が存在すると，過熱を制御する機能をもったwateryなサムシングを枯渇させ熱の発生を容易にさせたり，逆に，熱が過剰であれば燥を生みやすいことは感覚的に理解できるでしょう。そんなものなのです漢方って。

語弊を恐れず簡単に言い切れば，熱があるなら冷ましてやればいいのだし（清熱法），燥があるなら潤してやればいい（潤燥法）というのが漢方の基本なのです。もっと基本的なテーゼを示しますと，漢方の治療原則は漢字にすれば，たった八文字「虚則補之，実則瀉之」つまり，虚症（あったほうがいいものの不足）のときは，それを補えば良いのですし，実症（ないほうがいいものが存在しているとき）はそれを取り除く……ということに集約されるのです。どうです，簡単でしょ漢方って。

余談ですが，私が漢方を学んだ方法は，もちろん漢方系の入門書・論文などの読書もあります。それから書物だけではいけないと思い立ち，昔は東京都所属の公務員医者やってましたから，都立豊島病院の東洋医学外来というところに出入りさせてもらい，その当時東洋医学科のチーフをしていたK先生や，北京からいらっしゃる教授・助教授クラスの中医師（中国流漢方医をこう呼びます）の指示する処方箋書きから本格的なスタートを切りました。そのとき私はすでに，精神保健指定医の有資格者である程度には精神科医をしておりました。彼らはもちろん精神科疾患だけ診るわけではないのですが，身体的疾病に対する彼らの「イイカゲンさ」にある意味カルチャーショックを受けました。内科・小児科におけるワシントン・ボストンマニュアル的なものを伝授しても

らえるのでは……という期待は裏切られました。彼らの治療は悪く言えば恣意的，よく言えば自由で臨機応変なものでした。

でも，その「イイカゲンさ」は精神科医の私にとってなじみやすいものでありました。例えば精神科医療で，統合失調症には抗精神病薬，うつ病には抗うつ薬という原則はありますが，統合失調症のケースでも陽性症状が消退し抑うつが前景に立つような時期に抗うつ薬を用いるとか，うつ病にも場合によっては抗精神病薬を出すとかするわけです。当たり前のことといえばそれまでなのですが，例えば統合失調症患者なら「抗精神病薬一本でコントロールすべき」みたいな感覚があり，そこで抗うつ薬を処方するとき「邪道かな？」との思いが払拭しきれなかったのです。

ところが，我が漢方の師匠たちはそんなことは全然気にしませんでした。考えてみれば当然のことで，彼らが治療に当たるとき第一に考えることは「病名」ではなく「証」なのですから，○○病だから△△湯という発想は彼らには全くありませんでした。

大げさにいえば，東洋哲学的「無常観」ってことになるのかもしれませんが。「個々の患者だってそのありよう（＝証）は常に同一であるはずがないじゃないか」みたいな考え方がされていたんですよね。「その時々の患者の状態に応じて，適切に治療も変化させていくのが医者の腕の見せ所」といった感覚です。彼らの「イイカゲンさ」は，悪い意味ではなく「良い加減」なのだと感じたものです。

漢方の指導原理

前段で述べた「良い加減」，換言すれば「臨床的フレキシビリティ」の基礎になる重要な漢方的テーゼをいくつか紹介しましょう。漢方的臨床の指導原理と呼べるものです。

1. 異病同治（いびょうどうち）・同病異治（どうびょういち）

異病同治とは，異なる病気でも証が同じであれば同じ治療をすればよいとの意味。同病異治はその反対で，同じ病気・一人の患者でも，治療はワンパターンではいけないとの意味です。精神科臨床に携わった経験があれば「当たり前」のことと思えもするのですが，わずか漢字八文字で表現できちゃうことに妙な感動を覚えたものです。

2. 因地（いんち）・因人（いんじん）・因時制宜（いんじせいぎ）

前項の異病同治・同病異治をうまくやるための方法論とも言えましょうが，土地風土により，患者の個性により，時（季節・ご時世など）により，治療法を柔軟に考えるべしとの教えです。

3. 上工治未病

上工（じょうこう）（うまい医者）は未病を治すと読み下します。未病という概念は，某有名薬用酒の宣伝にもありますからご存じかとも思います。あの宣伝では「病気の一歩手前」みたいなニュアンスで用いられておりそれはそれで正しいのでしょうが，私の理解する未病概念はもっと広く，病の変化していく先，といったニュアンスも含みます。そう，医者たるものは，病の変化を先取りして先手先手と治療戦略を考えるものだ……という意味に解釈すべきフレーズでしょう。

これらすべて，患者の治療戦略を考えるに当たっての教え。換言すれば，漢方的治療は「証」に対してなされるべきものですから，証を考えるための指導原理ともいえましょう。ここで，改めて証に対して私流の定義を与えると，証＝f（発症因子，患者の個性，手持ちの治療手段）となります。発症因子は純粋生物学的なも

のだけでなく，社会的・心理的なものも含みますし，患者の個性も同様です。手持ちの治療手段の関数という言い方は奇妙かもしれませんが，漢方はあくまでも実践的な治療法の体系です。自家薬籠中にあるものをどう活用するかが大切なのです。

治療の実際

さてこれまでの記述で，漢方の「証」とはどんなものか何となくわかってもらえたとして，そろそろ各論的な記述に入りましょう。スペースの制約上，甚だ杜撰なまとめですが，遭遇しやすい発症因子とその対処法を表4に示しました。

なお表4ですが，痛み＝気滞，冷え＝陽虚といった短絡を示したものではないことに注意してください。例えば冷えという症状をビルの空調になぞらえると，ボイラーの燃料不足に相当するのが陽虚の冷えであり，温水を通す配管に問題がある冷えは漢方的にいえば気滞や瘀血などに伴うものと認識されるのです。前者の冷えの場合は附子や桂皮といった補陽薬を含んだ処方（八味地黄丸など）が用いられ，後者の場合は冷えに対して逆説的ですが，牡丹皮や山梔子といった清熱薬をも含んだ加味逍遙散も適応となりうるのです。

虚実の概念は日本漢方と中医学の間で相違がありますが，ここでは「あるべきものの不足を虚」「あると困るものの存在を実」と定義します。表4でいえば(1)〜(8)の存在が実証であり，(9)〜(12)が虚証です。臨床的には純粋の虚証・実証というのはまずあり得ず，虚実夾雑したかたちで現れます。例えば皮膚や組織を潤し栄養する機能を持つとされる「血（≠ blood）」の不足（＝血虚）は燥の症状を伴いやすいといったふうに。

表4 中医学的な発症因子と対策となる生薬

(1)	熱		熱感, 口渇, 顔面紅潮, 頭痛, 易怒 など
		対策	清熱法＝黄連, 黄芩, 石膏, 知母, 地黄, 牡丹皮 など
(2)	燥		口渇, 皮膚や粘膜の乾燥, 硬い便 など
		対策	潤燥法＝地黄, 百合, 麦門冬, 栝楼仁, 玄参 など
(3)	風		変動しやすい症状, 痙攣, 振戦, かゆみ など
		対策	熄風法＝天麻, 蒺藜子, 釣藤鈎, 防風, 荊芥 など
(4)	湿		経過の長い停滞性の症状, 消化器症状, むくみ, だるさ など
		対策	化湿法＝茯苓, 白朮, 沢瀉, 薏苡仁 など
(5)	寒		冷え, 悪寒など寒涼性の症状
		対策	祛寒法＝附子, 桂皮, 乾姜 など
(6)	気滞		腹や胸の苦悶・膨満感, 張って痛い, 憂鬱, いらいら など
		対策	理気法＝香附子, 枳実, 陳皮, 厚朴, 柴胡 など
(7)	瘀血		どす黒い顔色, 静脈瘤, 肩こり, 痛み, 月経関連症状 など
		対策	活血法＝桃仁, 紅花, 牡丹皮, 川芎 など
(8)	痰飲		喀痰, 悪心, 咽頭異常感症, めまい など
		対策	化痰法＝半夏, 貝母, 陳皮, 厚朴, 竹茹, 遠志 など
(9)	気虚		元気がない, 息切れ, 食欲不振, だるさ など
		対策	補気法＝人参, 黄耆, 白朮, 山薬 など
(10)	陽虚		気虚＋冷えの症状
		対策	補陽法＝附子, 桂皮, 呉茱萸, 乾姜 など
(11)	血虚		顔色が悪い, 皮膚乾燥, 筋肉のひきつり, 目のかすみ など
		対策	補血法＝当帰, 芍薬, 地黄, 何首烏, 酸棗仁 など
(12)	陰虚		血虚＋熱的症状（潤いの不足）
		対策	補陰法＝地黄, 麦門冬, 玄参, 沙参, 百合 など

漢方薬理解のために

　冒頭で，葛根湯のような方剤（＝生薬を所定のレシピに従い混合したもの，ちなみに葛根湯は葛根，麻黄，桂皮，芍薬，生姜，甘草，大棗という7種類の組み合わせ）が「漢方薬の代表」と書いておきながら，表4で生薬しか紹介していないことに憤りを感じる読者もいらっしゃるかもしれませんね。「俺はアンタと違って，煎じ薬

なんか出すつもりはない。エキス剤が使えりゃ十分。エキスの使い方を早く書け」みたいに。

　ごもっとも。でも漢方薬の効能を理解したかったら，個々の生薬について学ぶことが遠回りのようでも，結局は楽に学べる近道だと思えるのです。個々の方剤について一つひとつ学ぶよりは，似たような効能を持つものをまとめて学んじゃったほうが能率的。そのために生薬についての知識が必須と思えるのです。

薬の使い分け
── 方剤の足し算・引き算，基本方剤から複雑なものへ

　ま，そうはいっても具体的な方剤について語らないわけにはいきませんね。薬の使い分けについて語るためには，漢方方剤自体の理解が必須です。網羅的にはできませんが，いくつかの基本方剤についてまず書いてみましょう。すでに臨床に携わっている先生方なら，漢方メーカー（T社とかK社とか）のMRさんから，手帳サイズの方剤解説書みたいなものをもらっているのではないでしょうか？　方剤によっては十数種の生薬が配合されているものもあります。それを生薬レベルに立ち返って理解しろ，という私の主張は「オイラ臨床で忙しいんでぃ，そんな悠長な勉強なんて」との反発を買うことは容易に予測できるわけですが，ま，ちょいとお付き合いくだされば「むしろそのほうが楽」という私の主張に同意していただけるものと確信しております。

　ではまず，基本方剤というか代表的な方剤のご紹介（冒頭の番号は表4に対応）。

1. **熱証に対して** ── 清熱剤，黄連解毒湯（黄連，黄芩，黄柏，山梔子）を基本としましょうか。便秘がちの方には三黄瀉心湯（黄連，黄芩，大黄）も捨てがたいのですが……
8. **痰飲に対して** ── 化痰剤，二陳湯（半夏，陳皮，茯苓，生姜，甘

草）適応症は「悪心，嘔吐」となってますが，それのみにあらず。とりわけベロの厚いねちょっとした舌苔がついている人にはお勧め。

9. **気虚**に対して —— 補気剤，四君子湯（人参，白朮［エキスでは蒼朮のメーカーもありますが……この際似たようなものと割り切りましょう］，茯苓，甘草［エキスではプラス大棗，生姜］）。ま，元気がない人にはこれが基本。

11. **血虚**に対して —— 補血剤，四物湯（地黄，当帰，芍薬，川芎）

とりあえずここで紹介した4つの方剤が理解できたという仮定の下に話を進めます。これだけ知っていると，他の多くの方剤理解が容易になる —— 臨床応用がかなり上手くなるというネタです。お手元にT社とかK社とかの手帳状のパンフレットをお持ちの方はそれを見ながら，以下を読んでください。

例えば57番の温清飲（うんせいいん）という処方です，8種類もの生薬で構成されています。「こんな複雑なもの構成生薬から理解しろなんて無理……」なんておっしゃらないで，落ち着いて構成生薬を眺めてみてください。清熱の基本とした黄連解毒湯（15）と補血の基本である四物湯（しもつとう）(71)をミックスしただけではないですか。つまり血虚証と熱証が同時に認められる人向けの処方ではなかろうか？　と見当がつけられるわけです。T社のパンフレットの使用目標から文言を抜粋しますと「発熱・熱感・不安・不眠・のぼせ」といった熱証を示唆する症状と，「皮膚は黄褐色を呈し枯燥している」血虚の症状が確認できます。

さて黄連解毒湯と四物湯の合方である温清飲は荊芥連翹湯（けいがいれんぎょうとう）（50），柴胡清肝湯（さいこせいかんとう）(80)にもそっくり含まれています。この両方について詳述いたしませんが，ともに血虚＋熱証を持っている人向けの処方であることは指摘しておきましょう。

さて，せっかく四君子湯（75）や二陳湯（81）についてふれたのですから，四君子湯の周辺もやってみましょう。名前も内容も四君子湯によく似ている六君子湯（りっくんしとう）(43)という方剤があります。四君子と六君子を見比べてみると，陳皮と半夏という生薬が入ってい

るかいないかの違いでしかないことがわかります。この陳皮・半夏というのは二陳湯のキモ。つまり，六君子湯＝四君子湯＋二陳湯の関係がありますね。ここを理解すると，四君子湯と六君子湯の使い分けは自ずと明らか。気虚だから基本処方の四君子湯を処方した。ちょっと良いけど吐き気（痰のなせる技であること多い）がとりきれない……てなときに六君子湯にすると良いよ，ということです。まあ，六君子湯から始めても悪くないです。では六君子湯より四君子湯のほうが望ましいのはどんなときかといいますと，陳皮・半夏が悪さしそうなときですね。陳皮・半夏は痰があるときは良いのですが，体を乾かす性質があります。よって，六君子湯だと乾燥性の副作用が出るような場合四君子湯にするとか，滋潤性の作用を持った方剤を併用するなどの対応が必要なのです。

　元気はないわ，顔色悪く乾燥傾向あるわ……って気・血ともに不足状態って方結構いらっしゃいます。偉そうに漢字だけでいえば「気血両虚」てなことになりますが，四君子湯と四物湯を同時に処方したくなりますよね。エキス剤ではそれに黄耆(おうぎ)・桂皮を加えたのがありまして，これを十全大補湯(じゅうぜんたいほとう)(48)と称します。黄耆というのは補気薬ですから四君子のおまけみたいなもの，桂皮は温陽薬ですからちょいと冷える傾向がある人に良いわけです。

　基本処方に立ち返り，その組み合わせで複雑な方剤を理解するってネタなら際限なく書けるのですが，与えられた枚数制限もありそれは無理。でもしかし，方剤を一つひとつ勉強するよりは，基本方剤をきちんと押さえ，個々の生薬の意味も若干勉強したほうが，漢方薬の運用，むしろ楽で能率的だという私の主張をご理解……というか感じ取っていただけたのではないでしょうか？　読者諸賢には，そういった能率的な漢方学習をしていただきたいと念ずるところです。

　付記。近年，抑肝散が認知症の周辺症状に頻用されています。本方は元来「保嬰撮要」という小児科の医書に初出したもので，「カンの強い小児」むけの方剤です。私は「認知症＝子供返り」という発想で活用し始めました（下田，2002）。本方は表4でいえば

(3) の風邪 (変動の激しい症状) を抑えるものです。類似処方に抑肝散加陳皮半夏がありますが, この二方の相違は, 陳皮, 半夏の有無ですから, 先述した四君子湯と六君子湯の関係と同様です。また, 認知症＝抑肝散と短絡するのではなく, 従来, 諸家が指摘しておられたように, 釣藤散, 黄連解毒湯, 当帰芍薬散等々他の方剤も, 認知症の症例に応用できる可能性は指摘したいところです。

漢方薬の副作用

　前項でも少し触れましたが, 証に合わない薬方を使えば, 不愉快な反応が起こって当然です。具体的に言えば, 熱証の人に附子だ桂皮だと暖める薬を使えばそうなる可能性が高いですし, 逆に寒証 (冷えて寒がり) の人に黄連だ黄芩だと寒涼性の薬を使えばよろしくないのです。昔の偉い先生は「漢方には副作用はなく誤治あるのみ」とのたまわれた由, 熱証に温性の薬を使うのは誤治のそしりを免れないでしょう。

　一般的に, 甘草を多量に使ったときの偽アルドステロン症, 小柴胡湯による間質性肺炎などが知られています。これらには当然注意が必要です。少なくとも「漢方薬だから安全」などと漫然と長期投与するのは慎むべきです。

　しかし, ここで副作用という表現を用いるのには若干抵抗を感じるのです。例えば小柴胡湯による間質性肺炎ですが, 漢方的にいえば「肺陰虚 (＝肺の潤いの不足というニュアンス)」と考えられることの多そうな病態です。1982年に出版された『中医処方解説』という書物から小柴胡湯の解説を抜粋します。曰く「非常に燥性の強い薬物の分量に比して, 滋潤性の薬物量が少ない。それゆえ陰虚には禁忌である。慢性疾患に陰虚が少なくないことを考えれば, 慢性疾患への使用は慎重を要する」とあります。1982年といえば小柴胡湯の副作用として間質性肺炎が報告・報道されていなかったわけですが, その時期にあたかもそれを予言するかの

ような記載がなされていたことは注目すべきでしょう。私的には、小柴胡湯による間質性肺炎は「副作用」ではなく「誤治」であると思います（ただし、前言とと矛盾するようですが生薬柴胡の含むサポニンは肝庇護作用が動物実験レベルでも明らかになっていると聞きます。臨床的にも小柴胡湯で肝機能が安定している一群の患者が存在するのもまた事実です。小柴胡湯の服用を止めると肝機能が悪化し、さしたる副作用が認められないようなケースには、継続投与しても差し支えないのでしょう）。

さて、小児・妊婦・高齢者に対しての注意点をとの注文が編集者からありましたのでざっと述べますが、ごく常識的です。高齢者・小児には量を少なめ、妊婦さんには瀉下薬・活血薬を注意して用いる、といったところ。ただし、中国系漢方医を師と仰ぐ私にとっては、日本で用いられているエキス剤の量は甚だ「薄い」ものに感じられるのも事実で、通常成人量用いてもさほどのことはないと思います。妊婦さんに対してはできる限り、活血薬・瀉下薬は減らすようにしておりますが、煎じ薬はともかくもエキス剤なら先述の通り「薄い」ので、これまたさほどのことはないかなといい加減に感じています。

症例呈示および漢方的精神療法

症例も入れてという編集者からの要請、これまでの論調からは「木に竹」的雰囲気もありますが、漢方医学的発想が精神療法的側面でも効果的であるという話をしましょう。なお、症例報告の部分は、2008年に「精神科専門医」試験を受けたときのケースレポートの短縮版、論文調のところが原文、注とした段落が今回つけた注釈です。症例は初診時26歳のよくある不安障碍です。

症例

不安障碍を呈した症例

◆── 現病歴

X−2年の3月，ネイルサロンでの仕事中に「わけもわからず強度の不安感，動悸，手足のしびれ，冷感」を感じたという。その後，職場だけでなく，自室にいるときでも同様のパニック発作が頻発するようになった。A病院を受診「自律神経失調症」と診断され安定剤の処方を受け，とりあえず安定した。その後は安定剤を飲みながらケーキ屋などでアルバイトをしていた。その間B，C病院にも外来通院した。X−1年仕事中「立っていられない状態」となりD心療内科を受診，アルプラゾラム（ソラナックス®）の処方を受けパニック障害との診断を受けた。アルプラゾラムは本人も効果的とは感じていたが，安定剤の服用に関してA～D院の説明は「飲まなければ治らないから飲んでいればいい」といった説明がなされたのみであったという。なお，この経過中パロキセチン（パキシル®）の処方を受けたこともあったが，これを服用するとふらふらして外出できない状態であったという。

◆── 初診時所見

X年4月当院を初診。患者本人の表情は暗く，前医から薬飲まなきゃ治らないといわれた由。また，自分の弱い状況としては人前，人混み，電車の中といった状況であるともいう。パソコンの学校に通ってはいるものの，人前で手が震えるとの訴えがあった。

> 注　漢方医としてはここで先述した「因人制宜」を考えるわけです。前のお医者さんをくさすわけではありませんが（というより正しいこと言ってるようにも感じるわけです）。ここで漢方医のアンテナはフル稼働し始めます「この人は何が問題なのか」と……

インタビューを進めてみると，彼女の問題は「安定剤を飲めば落ち着く。でも前の先生が言ってたように，飲まなければ治らない。一生飲み続ける必要があるの？」という不安が操作すべき核心だと感じられた。

　　注　「操作すべき核心」なんていかにもケースレポート用の気取った表現で，我ながら笑っちゃいますが，ま，普通に考えれば自明のこととも思えます。基本的には前医と同じメッセージなのですが，それをいかに「腑に落とす」かの勝負です。

◆ ── 初診時の対応

　前医の台詞「飲んでりゃ治る〜飲まなければ治らない」を否定しないところからメッセージを発し始めた。「つまり，安定剤を飲めば落ち着けるんでしょう」という事実を共有することを確認した。

　　注　「飲まなきゃ治らない」いわゆるネガティブシンキングですね。それをポジティブなものに変容させたい……あれあれ，ネガティブって陰，ポジティブって陽。これって漢方でいう陰陽論の世界。陰がなければ陽は存在しえず，逆もまた真。影があるということは必ず光もあるのです。その光に気づかせてあげるような対応ですね。ちょいと姑息なテクニックかもしれないけど，価値観を含まないニュートラルな表現を提示するのが精神療法的に良いことが多いみたい。以下そのニュートラルの提示です。

　さらに彼女が抱いている不安感は，量的には確かに問題であるが，質的には全く異常ではないことを強調した。例えば「あなたは，電車が苦手みたいだけど，金属製の箱に車輪を付けて電気の力で，時速数十キロで走ってるものに乗ることはむしろ不自然」といった風に。

　またさらに，薬の意味について「あなたは"飲まなければ安定できない"という風に否定的に言うけれど"飲んで安定する"のが事実だし"飲んでいれば安定できる"と肯定的に捉えることも可能でしょ」といった提言をした。

薬の意味づけに関して「不安障碍に生物学的な神経伝達物質の変調が基盤としてある」との精神医学的認識と矛盾するようなメッセージではあるが，「あなたの問題は薬が解決してくれるものではない。薬を使って困難な状況を乗り切る経験の積み重ね。つまり"ああなったらいやだな"という状況を薬の力を借りて乗り切る，乗り切った経験の積み重ねがあなたに自信を与え，あなたの問題を軽くしてくれるはずだ」とも強調した。さらに「あなたにとっての薬は，骨折したときのギプスのようなもの，ギプスの助けを借りて行動することが，リハビリに有利に働くように，薬の力を借りて，困難な状況を乗り切る経験を積むことが本質的な治療なのだ」とも説得した。

> 注　原稿用紙5枚にまとめなきゃいけないケースレポートだから，途中をはしょっているのですが，柔らかな問いかけをし，それに対する反応をスキャンしつつ患者さんの「腑に落ちる」表現を探るのです。私の漢方師匠たち（中国の先生です）は「患者の気を診るよろし」とおっしゃってましたが，「気なんて診れるか」と思った初学当時の私，H.S. Sullivan の「関与しながらの観察」と同じことだろうと割り切り，今日に至っております。

◆── 初診時処方

あえて前医と同じくアルプラゾラム（0.4）3T に甘麦大棗湯 3p とした。

> 注　医者も変わった，漢方薬も加えた，それでメインの抗不安薬も変えました……じゃ私の精神療法やら漢方薬の効果やらが判定できないでしょう。故，よほどひどい処方と思えない限り，初診時は前医の処方を踏襲することにしています。甘麦大棗湯は「臓躁（ぞうそう）」＝ヒステリーのような病態に有効とされる方剤です。構成生薬は甘味料としても用いられる甘草と大棗＝ナツメと小麦（しょうばく）だけですから，少なくとも悪さはしないだろうとの発想があったことは白状しておきましょう。後日，治療が軌道にのり順調感が出てきたときには，精神面はアルプラゾラム，身

体面（吹き出物など）に対して，別の方剤（先述した温清飲加減など）を使いましたから，私の意識としても，精神科的主薬はアルプラゾラムなのですが，これはこれで効果的だったと感じております。また，いつでも同一処方ではないことも精神療法的意義があったと思います。

◆── 第二診時以後

基本的に初診時に伝えたメッセージを繰り返したといえる。身体症状の変化に応じて，漢方方剤は時により変更したが，基本的にはアルプラゾラムを継続した。

アルプラゾラムを以前の量で服用すると「眠い」と訴えられたとき「それは薬が抑えるべきあなたの不安が軽減した証拠，良い傾向だと思う。1日2錠にするとか，半分に割って飲むとかしなさい」と伝えた。

> 注 ちょっと詭弁のように聞こえるかもしれないムンテラですが，事実だと思います。私，精神科の研修に入る前に3カ月ほど麻酔科の研修もさせてもらったのですが，患者さんご本人も納得してきちんとプレメディケーション（安定剤やら睡眠導入薬飲むなど）した手術患者の皆様には，当時ジアゼパム（＝セルシン®）2～3mgの静注で手術室ではお休みいただけたのに，警察官に簀巻きにされて受診する興奮した精神科救急患者の皆様は，その10倍以上の量を静注しないと鎮静できないのですね。

◆── 治療の終結

この患者自身とは，明確に治療を終結しようとの提言はしていない。しかし，X年4月が初診で，基本的にはアルプラゾラム3T14日分が一回の処方量なのだが，X年（実質9カ月）は14回の処方。X+1年も14回の処方（それだけ服用量が減じた）X+2年は4回の来院で，最終的には「アルプラゾラム1/2Tで調子良い」との記載で私のカルテは終わっている。

なおX+3年に，母親から，現在は「お守り」として薬は持っているものの，ほとんど服薬しておらず，X+2年12月

にめでたく入籍したとのご報告をいただいた。

　というわけで，めでたしめでたしの症例なのですが，似たようなことやって，来なくなってしまった患者さんも多いから，かなり「治せて」いるんでしょうね（レポートにした方は，後日談をお母様から伺えたから，自信をもってレポートできたわけです）。

　この後，考察として「精神療法的配慮が重要」てなことを書いたわけですが，それは当たり前のこと。漢方の本格的学習以前に，精神科医としての研修を受けていたから可能なことなのかもしれませんが，こういう治療に当たって，ほとんど西洋医学的な精神療法の技法を意識していなかったのも事実です。ひたすら漢方的に考え「今，この人にどういう働きかけをすればいいか」だけを念じて，患者さんと対峙した結果であるのです。

　私が漢方学習以来，精神科的症例報告をすると「森田療法的ですね」とか「認知行動療法的ですね」という感想をもらうこと頻繁なのですが，私としては，そういう意識ほぼなしで患者さんの治療に当たっていました。ひたすら漢方的にやるとそうならざるを得ないのかなとも感じています。

　漢方では四診合参といい，望・聞・問・切の4つ（望診＝患者の様態を診る／聞診＝患者の声の調子などを聞く／問診＝西洋医学とほぼ同じ／切診＝脈を診たりおなかを触ったり）を統合して診察せよと教えます。とりわけ精神医学的領域においては，問診が重要であるのは当然として望診，聞診の技術も同様に重要と考えています。というより言語化できる問診の情報より，患者の様子・雰囲気を感じ取る望・聞診に属する情報のほうが重要とすら思います。

　verbalな情報よりnon-verbalな情報のほうが重要であると神田橋（1984）も指摘しています（そんな情報を取り入れる技術のヒントは神田橋の著書に豊富です）。先述したようにH.S.

Sullivanの「関与しながらの観察」という構え，H.C. Rümke「感情診断」（＝私は面接者自身の感情の動きも観察対象にする姿勢と解釈しています）といったキーワードを意識することがそんな情報を取り入れる際に有用かと思います。

　問診しながち相手および自分も含めたその場全体をスキャンし，次の対応を考えるセンスを養うことを意識してほしいと考えます。

まとめ

　ま，3～40枚の拙文を読んで精神科漢方わかられちゃ困るし，何より患者さんが困るでしょう。拙文は文献（神戸中医学研究会, 1979；1981；1982）へのイントロダクションと思ってください。漢方薬を出してみたいと思われたら，「処方解説」でその意味を確認し，そこに出てくる概念を「入門」で理解し，個々の生薬の効能を「臨床応用」で確認する。その繰り返しがあなたをちゃんとした漢方使いに高めてくれるでしょう。そして最終的な目標は，良き臨床家であるはず。漢方薬を使いこなせることは，臨床の幅を大きく広げてくれる助けになるでしょう。そのベース作りに拙文が幾ばくかの寄与できれば……というのが私の望みです。さらなるイントロダクションをお望みならば，拙著（下田, 2002；2003）もよろしく！

文　献

神田橋條治（1984）精神科診断面接のコツ．岩崎学術出版社．（とりわけ「第5章 所見のとらえ方」）
神戸中医学研究会（1979）漢薬の臨床応用．医歯薬出版．
神戸中医学研究会（1981）中医学入門．医歯薬出版．
神戸中医学研究会（1982）中医処方解説．医歯薬出版．
下田哲也（2002）医者とハサミは使いよう．コモンズ．
下田哲也（2003）漢方の診察室．平凡社．

索引

人名索引

カールソン ▶ 16
カプール ▶ 37
ケーン ▶ 18
ケイド ▶ 100, 101
シーマン ▶ 37
スコウ ▶ 101
メルツァー ▶ 34
ヤンセン ▶ 15, 18
ラボリ ▶ 13
ランゲ ▶ 100
ランバート ▶ 15
ロッサム ▶ 16

事項索引

【ギリシア文字・数字】

α_2作動薬 ▶ 114, 166
β遮断薬 ▶ 101
5-HIAA ▶ 84
5-HT ▶ 113
5-HT$_{2A}$受容体 ▶ 34, 37, 38, 40
5-HT$_{2A}$受容体遮断作用 ▶ 18, 19, 34, 36

【A-Z】

activation syndrome［▷賦活症候群］
ADHD［▷注意欠如・多動性障害］
antipsychotic drugs［▷抗精神病薬］
anxiolytics［▷抗不安薬］
BDNF［▷脳由来神経栄養因子］
BZ［▷ベンゾジアゼピン系睡眠薬］
CBZ ▶ 186-190, 192
common disease ▶ 175
COMT［▷カテコール－O－メチル基転移酵素］
D$_2$受容体 ▶ 24, 25, 29, 32-34, 36-40
　　── 遮断作用 ▶ 17, 18, 32, 34, 36, 38
　　── 占拠率 ▶ 33, 34, 36, 39
　　── 部分アゴニスト ▶ 39
DAT［▷ドパミン・トランスポーター］
discontinuation syndrome［▷離脱症候群］
DSA［▷ドパミン・セロトニン遮断薬］
DSM-IV ▶ 52, 53, 124
DSS［▷ドパミンシステムスタビライザー］
DUP［▷精神病未治療期間］▶ 43
DZP ▶ 186, 191
ECT［▷電気けいれん療法］
EPS［▷錐体外路系副作用］
ESM ▶ 186, 188-190
fast dissociation［▷急速解離］
FGA［▷第一世代抗精神病薬］
FLAIR像 ▶ 180, 185
GABA ▶ 143, 149, 187, 188
　　── 受容体 ▶ 113
GABA$_A$受容体 ▶ 149, 150
L-DOPA ▶ 30
LTG ▶ 186, 188-192
MANGA ▶ 71, 72
MAO［▷モノアミン酸化酵素］
MAOI［▷モノアミン酸化酵素阻害薬］▶ 58, 134
MAO阻害薬 ▶ 59, 68
m-ECT［▷修正型電気けいれん療法］
minor tranquilizer［▷マイナー・トランキライザー］
MRI ▶ 180, 181, 185
NaSSA［▷ノルアドレナリン作動性・特異的セロトニン作動性抗うつ薬］
NDRI［▷ノルアドレナリン・ドパミン再取り込み阻害薬］

neuroleptics［▷神経遮断薬］▶ 10
PHT ▶ 186, 188-190, 192
psychotropic drugs［▷向精神薬］
QOL［▷生活の質］
QTc 延長 ▶ 25, 26, 39, 40
Rasmussen 症候群 ▶ 181
SDA［▷セロトニン・ドパミン遮断薬］
SGA［▷第二世代抗精神病薬］
SIADH［▷抗利尿ホルモン不適合分泌症候群］
SNRI［▷セロトニン・ノルアドレナリン再取り込み阻害薬］
SSRI［▷選択的セロトニン再取り込み阻害薬］
SST［▷社会生活技能訓練］
Stevens-Johnson 症候群 ▶ 104, 105, 190
suppression-burst ▶ 178, 183
TCA［▷三環系抗うつ薬］
TGA［▷第三世代抗精神病薬］
TPM ▶ 186, 188-191
VEGF［▷血管内皮細胞増殖因子］
VPA ▶ 186-192

【あ】

アカシジア ▶ 17, 25, 27, 46, 75, 76, 134
悪性症候群 ▶ 25, 27
アドヒアランス ▶ 21, 27, 38, 43, 44, 47, 48
アトモキセチン ▶ 163-167, 171
アドレナリン $α_1$ 受容体 ▶ 25, 37
アナフラニール® ▶ 63, 65, 80, 124
アビリット® ▶ 58, 65, 80
アヘン ▶ 148
アミトリプチリン ▶ 63, 65, 80, 90, 91
アメジニウム ▶ 74
アモキサピン ▶ 63, 65, 80, 89, 92
アモキサン® ▶ 63, 65, 80, 89, 92
アモバン® ▶ 43, 140
アリピプラゾール ▶ 19, 20, 22, 26, 35, 39, 44, 45, 58, 81, 106, 167

アルプラゾラム ▶ 66, 114, 121, 122, 212, 214, 215
アルマール® ▶ 101
アレビアチン® ▶ 186
アロステリック作用 ▶ 78
アンフェタミン ▶ 15
イーケプラ® ▶ 186
イオンチャネル ▶ 174
依存 ▶ 10, 114, 125, 136, 161, 166
　── 性 ▶ 103, 115, 139, 161, 187
　── リスク ▶ 163, 164
イノシトールリン脂質系 ▶ 101
異病同治 ▶ 204
イプロニアジド ▶ 59
イミノジベンジル系 ▶ 16
イミプラミン ▶ 18, 59, 63, 65
インヴェガ® ▶ 19
陰虚 ▶ 206
因時制宜 ▶ 204
因人 ▶ 204, 212
インスリンショック療法 ▶ 17
陰性症状 ▶ 12, 17, 19, 28, 29, 32, 36, 39, 42
因地 ▶ 204
インデラル®［▷β遮断薬］▶ 101
うつ状態 ▶ 11, 38, 52, 54, 57, 74, 98-100, 105, 106, 129, 131, 132, 136
うつ病 ▶ 21, 22, 52-62, 64, 65, 67, 70, 71, 73, 75, 77-79, 81-95, 98, 100, 103, 107, 111, 117-119, 192, 203
　── 治療アルゴリズム ▶ 61
　── の診断基準 ▶ 53
　神経症性 ── ▶ 52
　躁 ──［▷双極性障害］
　内因性 ── ▶ 52, 90
　メランコリー型 ── ▶ 52, 53, 79, 91, 93, 94
温経湯 ▶ 199
温清飲 ▶ 208, 215
運動習慣 ▶ 56, 147
運動発作 ▶ 177
運動療法 ▶ 147
エクセグラン® ▶ 186

エスシタロプラム ▶ 60-62, 64, 69, 71, 78
エスタゾラム ▶ 140
エタノール ▶ 129, 132, 136, 141, 142, 146, 148, 149
エチゾラム ▶ 66, 92, 114, 124, 140
エトサクシマイド ▶ 186
エバミール® ▶ 140
エビリファイ® ▶ 19, 58, 106
エピレオプチマル® ▶ 186
エフピー® ▶ 59
エリミン® ▶ 140
黄芩 ▶ 206, 207, 210
嘔気［▷吐き気］
黄柏 ▶ 207
黄連 ▶ 206, 207, 210
黄連解毒湯 ▶ 199, 207, 208
大田原症候群［▷早期乳児てんかん性脳症］▶ 183
瘀血 ▶ 206
オランザピン ▶ 18, 20, 22, 23, 25, 26, 35, 37, 38, 40, 45, 58, 81, 106
穏和精神安定剤［▷マイナー・トランキライザー］

【か】
海馬 ▶ 36, 86-88, 112, 180, 185
覚醒剤 ▶ 15
ガスモチン® ▶ 73
カタプレス® ▶ 114, 167
葛根湯 ▶ 196, 206
カテコール−O−メチル基転移酵素 ▶ 30
ガバペン® ▶ 186
ガバペンチン ▶ 186
カフェイン ▶ 57, 129, 132, 133, 136, 145, 146
カルバマゼピン ▶ 98, 104, 105, 134, 146, 186
寒 ▶ 206
感覚発作 ▶ 177
環境調整 ▶ 52, 54, 55, 119, 145
寒証 ▶ 210

感情障害症状 ▶ 12
甘草 ▶ 206-208, 210, 214
漢方的疾病分類 ▶ 199
奇異反応 ▶ 142, 148
気虚 ▶ 200, 201, 206, 208, 209
── 証 ▶ 200
気滞 ▶ 201, 205, 206
気分変調症 ▶ 52
休息 ▶ 54, 55, 90
急速解離 ▶ 34
── 仮説 ▶ 36, 37
虚 ▶ 205
強直間代発作 ▶ 177, 182, 184, 188
強迫症状 ▶ 78, 112, 121
恐怖 ▶ 110-112, 145, 147, 153, 154, 175
強力精神安定剤［▷メジャー・トランキライザー］
虚症 ▶ 202
虚証 ▶ 199-201, 205, 208
筋弛緩作用 ▶ 113, 114, 116, 140, 142, 149
クアゼパム ▶ 140
クエチアピン ▶ 18, 20, 22, 26, 35, 37, 38, 44, 45, 58, 81, 106
クエン酸塩 ▶ 114
クロキサゾラム ▶ 114
クロザピン ▶ 18, 20-23, 25, 26, 28, 35, 37, 40, 45
クロザリル® ▶ 18
クロチアゼパム ▶ 114, 116
クロナゼパム ▶ 48, 124, 186
クロニジン ▶ 114, 166, 167
クロバザム ▶ 186
クロミプラミン ▶ 63, 65, 80, 124
クロルイオンチャンネル ▶ 149
クロルジアゼポキシド ▶ 114
クロルプロマジン ▶ 13, 15, 16, 18, 20, 22, 45
荊芥連翹湯 ▶ 208
桂皮 ▶ 205, 206, 209, 210
外科的治療 ▶ 180, 185

化痰 ▶ 200, 206
　──剤 ▶ 207
血瘀 ▶ 201
血管内皮細胞増殖因子 ▶ 87
血虚 ▶ 199-201, 205, 206, 208
　──証 ▶ 199, 200, 208
欠神発作 ▶ 177, 182, 183, 187, 188
血中濃度 ▶ 77, 86, 102-105, 144, 146, 159, 161, 188, 189, 191
幻覚妄想状態 ▶ 11, 15, 43, 47
健忘 ▶ 115, 141, 148, 149
抗α₁アドレナリン作用 ▶ 74
高アンモニア血症 ▶ 103, 190
抗うつ効果 ▶ 71, 77, 100, 106
抗コリン性の副作用 ▶ 74
甲状腺機能低下症 ▶ 98, 102, 130
甲状腺ホルモン剤 ▶ 102
抗精神病薬 ▶ 10-22, 24-29, 32-37, 41, 45, 47-49, 57, 58, 80, 106, 134, 167, 203
向精神薬 ▶ 10, 11, 21, 85, 145
抗躁効果 ▶ 100
抗てんかん薬
　主な──の薬物相互作用
　　▶ 189
　　──の主な副作用 ▶ 190
行動療法 ▶ 167, 216
抗ヒスタミン薬 ▶ 13, 73, 136, 141, 146, 148, 191
抗不安薬 ▶ 10, 11, 27, 28, 47, 48, 56, 57, 66, 112-117, 122, 125, 134, 139, 153, 214
　　──の副作用 ▶ 114, 115
高プロラクチン血症 ▶ 17, 25, 32, 34, 37, 39, 44
抗利尿ホルモン不適合分泌症候群
　　▶ 27
高力価 ▶ 15, 114, 115
高齢者 ▶ 27, 28, 67, 74, 80, 115, 141, 142, 144, 156, 189, 211
呼吸抑制 ▶ 115, 139, 191
黒質線条体系 ▶ 31, 32, 34
五臓 ▶ 197, 198, 200

骨髄抑制 ▶ 104, 190
コルチゾール ▶ 64, 79
コンサータ® ▶ 159
コンスタン® ▶ 66, 114, 121
コントール® ▶ 114
コントミン® ▶ 13

【さ】
催奇形性 ▶ 27, 148, 190, 191
柴胡清肝湯 ▶ 208
再燃 ▶ 13, 23, 47, 76, 78, 89, 91, 105
再発 ▶ 13, 23, 27, 46-48, 70, 75, 76, 98, 103-106, 108, 124, 125, 182, 184, 188, 193
催眠作用 ▶ 113, 129, 139, 141, 143, 149
サイレース® ▶ 140
サインバルタ® ▶ 62, 64, 79
作業療法 ▶ 29
酒 ▶ 129, 133, 136, 142, 145, 147, 204
サフラ® ▶ 59
サフラジン ▶ 59
サプリメント ▶ 132, 136, 155
ザロンチン® ▶ 186
三黄瀉心湯 ▶ 207
三環系抗うつ薬 ▶ 58, 59, 63, 65-67, 73, 74, 80, 81, 90, 91, 107, 134, 166
三叉神経痛 ▶ 131, 192
山梔子 ▶ 205, 207
ジアゼパム ▶ 114, 116, 186, 215
ジェイゾロフト® ▶ 62, 64, 78, 119, 123
地黄 ▶ 205, 206, 208
視覚発作 ▶ 181
四君子湯 ▶ 208, 209
嗜好品 ▶ 129, 136
自己不全感 ▶ 78
時差ボケ ▶ 137-139
脂質異常 ▶ 19, 26
湿 ▶ 206
実 ▶ 205
疾患教育 ▶ 117, 121, 123, 125

実行機能 ▶ 158, 159
── 障害 ▶ 163
実症 ▶ 202
実証 ▶ 29, 32, 80, 205
児童 ▶ 27, 28, 144, 171
自動症 ▶ 176, 177, 180, 181, 187
シナプス ▶ 30-32, 39, 69, 83, 85-87, 159, 163, 167
── 後部位ドパミン受容体 ▶ 30
── 前部位 ▶ 30
ジフェンヒドラミン ▶ 136, 141
ジプレキサ® ▶ 18, 58, 106
ジメルジン ▶ 59
社会生活技能訓練 ▶ 29
社会的・職業的機能 ▶ 12, 13
芍薬 ▶ 206, 208
出産 ▶ 27
循環器系症状 ▶ 25
潤燥法 ▶ 202, 206
生姜 ▶ 206-208
上工治未病 ▶ 204
小柴胡湯 ▶ 210, 211
小精神療法 ▶ 54, 55
情動安定化作用 ▶ 38
衝動性 ▶ 28, 40, 68, 75, 84, 158
食生活 ▶ 56, 57
自律神経症状 ▶ 25, 76, 111, 112, 174
自律神経発作 ▶ 177
心因反応 ▶ 175
人格水準 ▶ 13
津虚 ▶ 201
神経栄養因子仮説 ▶ 82, 85, 86, 88
神経遮断薬 ▶ 10
神経保護作用 ▶ 38
心理教育 ▶ 108, 122
心理社会的治療 [▷リハビリテーション]
随証治療 ▶ 199
錐体外路系副作用 ▶ 17-19, 24-27, 32-34, 36-40, 43, 44, 48
錐体外路症状 ▶ 25, 106
睡眠改善薬 ▶ 136, 139

睡眠・覚醒リズム ▶ 56, 137, 138
睡眠時間 ▶ 129, 133, 147, 151, 153, 164
睡眠時間制限療法 ▶ 147, 153
睡眠時無呼吸症候群 ▶ 143, 152
睡眠薬 ▶ 2, 28, 47, 48, 56, 65, 66, 73, 113, 128, 129, 134, 137-139, 141-146, 148, 149, 151-156
ストラテラ® ▶ 163
スルピリド ▶ 58, 65, 66, 80, 92
生活習慣の指導 ▶ 54, 56
生活の質 ▶ 12, 23, 167
性機能障害 ▶ 17, 25, 64, 73, 79, 201
精神安定剤 ▶ 10, 98
精神運動興奮 ▶ 11, 15
精神病症状 ▶ 10, 13, 15, 32, 118
精神病未治療期間 ▶ 43
精神発作 ▶ 177
成長抑制 ▶ 161, 165
清熱剤 ▶ 207
清熱法 ▶ 202, 206
青斑核 ▶ 112
セタプラン® ▶ 114
セチプチリン ▶ 63, 65
セディール® ▶ 114
セパゾン® ▶ 114
セルシン® ▶ 114, 186, 191, 215
セルトラリン ▶ 60, 62, 64, 70, 78, 119, 123
セレギリン ▶ 59
セレニカR® ▶ 186
セレネース® ▶ 15
セロクエル® ▶ 18, 58, 106
セロトニン ▶ 18, 25, 34, 49, 65, 82-88, 94, 106, 114, 116, 132, 146, 149
── 1A型 (5-HT$_{1A}$) 受容体 ▶ 113
── 5-HT$_{1A}$ 受容体 ▶ 38
── 系 ▶ 67, 94, 112, 113
── 症候群 ▶ 74, 76, 77
── ードパミン仮説 ▶ 34

──・ドパミン遮断薬 ▶ 19, 38, 40
──・トランスポーター ▶ 58, 78
──・ノルアドレナリン再取り込み阻害薬 ▶ 58, 60-62, 64, 66-69, 72, 73, 78-81, 93, 134
選択的──再取り込み阻害薬 ▶ 58-62, 64, 66-70, 72, 82, 85, 88, 93, 107, 116, 120, 122-125, 132, 134
線維筋痛症 ▶ 64, 79
川芎 ▶ 206, 208
線条体 ▶ 31-34, 39
前頭前野 ▶ 112, 158, 163, 167
前頭前皮質 ▶ 31, 36
全般性不安障害 ▶ 116
前部帯状回皮質 ▶ 112
せん妄 ▶ 11, 28, 76, 115, 131, 134, 135, 143, 156
燥 ▶ 201, 202, 205, 206, 209, 210
増強療法 ▶ 21, 28, 81
双極性障害 ▶ 11, 21, 22, 38, 52, 58, 93, 94, 98-100, 102-108, 192
双極Ⅰ型障害 ▶ 99, 105
双極Ⅱ型障害 ▶ 92, 94, 99, 105
操作的診断基準 ▶ 17
躁状態 ▶ 38, 92-94, 98-100, 103-106, 134
躁転 ▶ 75, 91, 165
側坐核 ▶ 31, 158
ゾニサミド ▶ 186
ゾピクロン ▶ 140
ソメリン® ▶ 140
ソラナックス® ▶ 66, 114, 121, 212
ゾルピデム ▶ 140

【た】

ダイアップ坐® ▶ 186
第一世代抗精神病薬 ▶ 15, 17-27, 33-40, 45
大うつ病 ▶ 22, 52, 53, 61, 62, 67, 89
第三世代抗精神病薬 ▶ 19, 26, 35, 45

胎児毒性 ▶ 27
代謝性副作用 ▶ 19, 24
体重増加 ▶ 19, 25, 26, 38-40, 44, 106, 131, 167
大衆薬 ▶ 132, 136
対処法 ▶ 24, 25, 55, 72, 108, 141, 205
耐性形成 ▶ 139, 148
大棗 ▶ 206, 208, 214
第二世代抗精神病薬 ▶ 18-27, 29, 34-39, 43-45, 106
退薬 ▶ 74-77, 115, 116, 143
高プロラクチン血症 ▶ 25
多剤併用大量療法 ▶ 17, 38
立ちくらみ ▶ 25, 74
脱施設化 ▶ 17
脱力発作 ▶ 177, 183, 188
ダルメート® ▶ 140
痰飲 ▶ 201, 206, 207
単剤 ▶ 21, 38, 40, 48, 49, 66, 165, 187, 191
炭酸リチウム ▶ 81, 100
単純部分発作 ▶ 177, 181, 193
痰証 ▶ 200
タンドスピロン ▶ 114, 115
チーズ効果 ▶ 59
遅発性ジスキネジア ▶ 17, 25, 26
注意欠如・多動性障害 ▶ 158, 159, 161-169, 171
中枢神経症状 ▶ 25
中脳皮質系 ▶ 31, 32, 34
中脳辺縁系 ▶ 30-32, 34
長期予後 ▶ 21
チラージンS® ▶ 102
チラミン ▶ 59, 135
チロシン ▶ 30
鎮静効果 ▶ 10, 38, 101, 106
鎮静作用 ▶ 13, 15, 25, 37, 40, 65, 113, 114
鎮静薬 ▶ 113
陳皮 ▶ 206-209
通電療法 ▶ 29, 54, 56, 59, 87
デイケア ▶ 29
低血圧 ▶ 25, 26, 40, 74

低力価 ▶ 15, 114
デキサメサゾン抑制テスト ▶ 79
テグレトール® ▶ 104, 186
テシプール® ▶ 65, 66
デジレル® ▶ 65, 66, 73
テトラミド® ▶ 63, 65
デパケン® ▶ 103, 186
デパス® ▶ 66, 114, 124, 140
デプロメール® ▶ 57, 62, 64, 78, 121
デュロキセチン ▶ 62, 64, 79
てんかん ▶ 57, 103-105, 130, 134, 139, 146, 148, 174-194
　── 重積状態 ▶ 191
　── 発作 ▶ 174-177, 179, 184
　後頭葉 ── ▶ 178, 181
　症候性(潜因性)全般 ──
　　▶ 182
　症候性全般 ── ▶ 178, 179
　若年ミオクロニー ── ▶ 182
　小児欠神 ── ▶ 178, 182
　小児慢性進行性持続性部
　　分 ── ▶ 178, 181
　前頭葉 ── ▶ 178, 181
　早期乳児 ── 性脳症 ▶ 178, 183
　側頭葉 ── ▶ 177, 178, 180, 184
　特発性局在関連 ── ▶ 179, 180
　特発性全般 ── ▶ 178, 179, 182
　良性ローランド ── ▶ 180
転換性障害 ▶ 175
電気けいれん療法 ▶ 21, 28, 32, 34, 185
　修正型 ── ▶ 29
転倒骨折 ▶ 115
転倒防止 ▶ 142
当帰 ▶ 206, 208
統合失調症 ▶ 11-13, 15-17, 19-22, 27, 28, 30-32, 39, 41-44, 46-48, 65, 84, 106, 107, 111, 201, 203
闘争・逃走反応 ▶ 110
同病異治 ▶ 204
ドグマチール® ▶ 58, 65, 80, 92

ドパミン ▶ 13, 15-19, 25, 29-32, 34, 36, 37, 39, 49, 57, 65, 68, 69, 81, 83-85, 94, 99, 106, 134, 135, 156, 159, 163
　── D_2受容体 ▶ 17, 31, 106
　── D_2受容体遮断作用 ▶ 17
　── 仮説 ▶ 15, 16, 31, 32
　── 作動薬 ▶ 57, 68, 81, 92-94
　── 自己受容体 ▶ 30, 39
　── システムスタビライザー
　　▶ 39
　── 神経経路 ▶ 31
　── ・セロトニン遮断薬
　　▶ 19
　── ・トランスポーター
　　▶ 30, 69, 159
　── 部分作動薬 ▶ 19
トピナ® ▶ 186
トピラマート ▶ 186
トフラニール® ▶ 18, 63, 65
ドラール® ▶ 140
トラゾドン ▶ 65, 66, 73
トランキライザー ▶ 10
トリアゾラム ▶ 92, 140
ドリエル® ▶ 141
トリプタノール® ▶ 63, 65, 80, 90
ドルミカム® ▶ 192
トレドミン® ▶ 62, 64, 79, 92
ドンペリドン ▶ 72

【な】
ナウゼリン® ▶ 72
難治性疼痛 ▶ 192
ニコチン ▶ 57, 129, 132, 133, 135, 136, 146
二次性全般化 ▶ 177, 180, 181, 187
二陳湯 ▶ 207-209
日中不安 ▶ 142
ニトラゼパム ▶ 140
ニメタゼパム ▶ 140
妊娠 ▶ 27, 131, 144, 155, 191
人参 ▶ 136, 206, 208
認知改善薬 ▶ 28

認知機能障害 ▶ 12, 17, 19, 25, 28, 29, 32, 36, 39
認知矯正療法 ▶ 29
認知行動療法 ▶ 29, 54-56, 116, 122, 124, 125, 216
認知症 ▶ 11, 28, 128, 209, 210
妊婦 ▶ 27, 115, 144, 211
熱 ▶ 206
熱証 ▶ 207, 208, 210
熱性けいれん ▶ 179, 180, 184
ネルボン® ▶ 140
ノーベルバール® ▶ 191
脳由来神経栄養因子 ▶ 86, 87
ノリトレン® ▶ 63, 65, 80, 89
ノルアドレナリン ▶ 58, 59, 65, 67, 68, 78, 80, 83, 84, 86, 87, 94, 112, 113, 159, 163, 165, 167
　—系 ▶ 67, 94, 112, 113
　—再取り込み阻害薬 ▶ 158, 163, 164, 171
　—作動性・特異的セロトニン作動性抗うつ薬 ▶ 58, 64, 66, 73, 80, 83
　—作動性ニューロン ▶ 112
　—・ドパミン再取り込み阻害薬 ▶ 58, 68
　—・トランスポーター ▶ 58, 69, 159, 163
ノルトリプチリン ▶ 63, 65, 80, 89-91

【は】
パーキンソン症状 ▶ 17
吐き気 ▶ 64, 72, 73, 76, 77, 79, 82, 90, 101, 103, 104, 209
パキシル® ▶ 57, 62, 64, 77, 92, 120, 212
パキシルCR錠® ▶ 77
白血球数 ▶ 102
パニック障害 ▶ 57, 64, 70, 111, 116, 120, 123, 124, 212
パニック発作 ▶ 65, 75, 80, 111, 112, 116, 120, 124, 212

パリペリドン ▶ 19, 20, 26, 35, 40, 45
ハルシオン® ▶ 140
バルビツール酸 ▶ 134, 139, 148, 149
　—系睡眠薬 ▶ 139, 148
バルプロ酸 ▶ 22, 81, 98, 103, 105, 134, 186
ハロキサゾラム ▶ 140
パロキセチン ▶ 57, 60-62, 64, 70, 71, 77, 78, 92, 120, 212
ハロペリドール ▶ 15, 16, 18-20, 22, 26, 35, 40, 45
半夏 ▶ 206-209
反抗挑戦性障害 ▶ 168, 169
反跳性不安 ▶ 115, 116
反跳性不眠 ▶ 143
光トポグラフィ検査 ▶ 93
ピクノレプシー［▷小児欠神てんかん］
ビ・シフロール® ▶ 93
ヒスタミンH₁受容体 ▶ 25, 38
ヒダントール® ▶ 186
非定型抗精神病薬 ▶ 57, 58, 81, 106, 167
ビデオ脳波モニタリング ▶ 185
非バルビツール酸系睡眠薬 ▶ 139, 148
非ベンゾジアゼピン系抗不安薬 ▶ 113-115
非ベンゾジアゼピン系睡眠薬 ▶ 128, 139, 140
肥満 ▶ 25, 56, 130, 190
白朮 ▶ 206, 208
費用対効果 ▶ 21, 23
ヒルナミン® ▶ 58
広場恐怖 ▶ 123, 124
風 ▶ 206
フェニトイン ▶ 146, 186, 191, 192
フェネルジン ▶ 59
フェノチアジン系 ▶ 13
フェノバール® ▶ 186
フェノバルビタール ▶ 146, 186
賦活症候群 ▶ 64, 74, 75, 77, 107
複雑部分発作 ▶ 177, 180, 181, 187
腹側被蓋野 ▶ 31

索引

225

服薬指導 ▶ 117, 125
茯苓 ▶ 206-208
プラゼパム ▶ 114
プラミペキソール ▶ 81, 93, 94
プリミドン® ▶ 186
プリンペラン® ▶ 73
フルトプラゼパム ▶ 114
フルニトラゼパム ▶ 140
フルボキサミン ▶ 57, 60, 62, 64, 70, 78, 120, 122, 146
フルラゼパム ▶ 140
ブロチゾラム ▶ 47, 119, 140
ブロナンセリン ▶ 19, 20, 26, 35, 37, 40, 44-46
ブロマゼパム ▶ 114
ブロム塩 ▶ 148
ブロムワレリル尿素 ▶ 136, 148
平衡機能障害 ▶ 142
ベノジール® ▶ 140
ペロスピロン ▶ 19, 20, 26, 35, 37, 38, 45
ベンザミド系 ▶ 16
ベンザリン® ▶ 140
片頭痛 ▶ 134, 181
ベンゾジアゼピン系 ▶ 48, 119-125, 134, 188, 189
　　── 抗不安薬 ▶ 44, 66, 112-117, 119-125
　　── 睡眠薬 ▶ 128, 139, 140, 148, 149
扁桃体 ▶ 111, 112
ペントバルビタール ▶ 184
ベンラファキシン ▶ 60, 62, 71
報酬系 ▶ 158, 159, 161, 163
抱水クロラール ▶ 148
補気剤 ▶ 208
補血剤 ▶ 208
補血法 ▶ 200, 206
ホストイン® ▶ 191
母乳 ▶ 27
ホモバニリン酸 ▶ 84
ホリゾン® ▶ 114, 186, 191

【ま】
マイスタン® ▶ 186
マイスリー® ▶ 140
マイナー・トランキライザー ▶ 10, 113
麻黄 ▶ 206
マプロチリン ▶ 63, 65
マラリア療法 ▶ 17
慢性疼痛 ▶ 64, 79
ミアンセリン ▶ 63, 65, 73
ミエドドリン ▶ 74
ミオクロニー発作 ▶ 177, 182, 183, 188
未病 ▶ 204
ミルタザピン ▶ 64, 71, 73, 74, 79
ミルナシプラン ▶ 60, 62, 64, 70, 79, 92
無顆粒球症 ▶ 18, 190
メイラックス® ▶ 66, 90, 114, 123, 124
メキソゾラム ▶ 114
メジャー・トランキライザー ▶ 10
メタアナリシス ▶ 71, 79
メタゼパム ▶ 114
メタボリック症候群 ▶ 25, 56
メチルフェニデート ▶ 134, 146, 159, 162, 163, 166, 167
　　── 徐放錠 ▶ 159-167, 170, 171
メトクロプラミド ▶ 72
メトリジン® ▶ 74
メラトニン受容体作動薬 ▶ 58
メレックス® ▶ 114
妄想 ▶ 10-12, 15, 28, 31, 42, 46-48, 65, 134
モサプリド ▶ 73
持ち越し効果 ▶ 141, 144
モノアミン ▶ 16, 29, 30, 58, 68, 82-85, 87, 134
　　── 仮説 ▶ 82-85
　　── 酸化酵素 ▶ 30, 59, 68, 83, 134
　　── 酸化酵素阻害薬 ▶ 58, 138
　　── 神経伝達物質 ▶ 29
問題行動 ▶ 11, 28

【や】

薬疹 ▶ 191
薬物相互作用 ▶ 28, 41, 78
ユーロジン® ▶ 140
有用性 ▶ 21, 23, 38, 67
陽虚 ▶ 206
葉酸 ▶ 56, 190, 191
陽性症状 ▶ 12, 31, 37, 39, 42, 47, 203
用量設定 ▶ 23, 24, 38, 44, 45
四環系抗うつ薬 ▶ 58, 63, 65, 66, 134

【ら】

ラボナ® ▶ 184
ラミクタール® ▶ 105, 186
ラモトリギン ▶ 81, 98, 105, 186
ランドセン® ▶ 186
乱用 ▶ 15, 114, 125
リーゼ® ▶ 114
リーマス® ▶ 81, 100
リスパダール® ▶ 19, 43, 58
リスペリドン ▶ 19, 20, 22, 25, 26, 35, 37, 40, 42-46, 58, 167
リスミー® ▶ 140
リズミック® ▶ 74
離脱 ［▷退薬］
離脱症候群 ▶ 74-77
離脱症状 ▶ 64, 78, 129, 139, 144, 148
リチウム ▶ 22, 81, 98, 100-103, 105-107
　　　── 中毒 ▶ 101, 102
六君子湯 ▶ 208, 209
リハビリテーション ▶ 29, 48
リフレックス® ▶ 64, 79
リボトリール® ▶ 47, 124, 186
リルマザホン ▶ 140
ルーラン® ▶ 19
ルジオミール® ▶ 63, 65
ルピアール坐® ▶ 186
ルボックス® ▶ 57, 62, 64, 78, 120
レキソタン® ▶ 114
レクサプロ® ▶ 60, 62, 64, 78
レスタス® ▶ 114

レストレスレッグス症候群 ▶ 131, 143, 156
レスミット® ▶ 114
レスリン® ▶ 65, 66, 73
レセルピン ▶ 16, 84, 135
レベチラセタム ▶ 186
レボトミン® ▶ 58
レボメプロマジン ▶ 20, 58
レメロン® ▶ 64, 79
レンドルミン® ▶ 119, 140
漏斗下垂体系 ▶ 31, 32
ロナセン® ▶ 19, 47, 48
ロヒプノール® ▶ 140
ロフラゼブ酸エチル ▶ 114
ロフラゼペート ▶ 66, 90
ロボトミー ▶ 17
ロラゼパム ▶ 114, 116, 119
ロラメット® ▶ 140
ロルメタゼパム ▶ 140, 145

【わ】

ワイパックス® ▶ 114, 119
ワコビタール坐® ▶ 186

編者略歴

功刀　浩 Hiroshi Kunugi ［はじめに・第2講］

国立精神・神経医療研究センター神経研究所疾病研究第三部部長。
1986年東京大学医学部卒。1994年ロンドン大学精神医学研究所留学。1998年帝京大学医学部精神神経科学教室講師を経て、2002年より現職。医学博士、精神保健指定医、日本精神神経学会指導医。日本生物学的精神医学会評議員、日本統合失調症学会評議員、日本神経精神薬理学会評議員ほか、"Molecular Psychiatry"誌や"Journal of Psychiatric Research"誌のEditorial Boardなどを務める。

著書
『精神疾患の脳科学講義』（単著／金剛出版）、『図解 やさしくわかる統合失調症 ── 正しい理解と付き合い方』（単著／ナツメ社）、『ストレスと心の健康 ── 新しいうつ病の科学』（訳／培風館）、『精神疾患は脳の病気か？── 向精神薬の科学と虚構』（監訳／みすず書房）、『統合失調症100のQ&A ── 苦しみを乗り越えるために』（共訳／星和書店）ほか多数。精神疾患に関する英文論文200編以上。

執筆者略歴（執筆順）

三宅誕実 Nobumi Miyake ［第1講］

聖マリアンナ医科大学大学病院神経精神科医長、同大学神経精神科学助教。2000年聖マリアンナ医科大学医学部卒業、米国コロンビア大学精神科リサーチフェローを経て、現職。

著書
『新薬開発』（分担執筆／技術情報協会［2012］）、『気分障害の薬理・生化学 ── うつ病の脳内メカニズム研究』（分担執筆／医薬ジャーナル社［2012］）ほか。

宮本聖也 Seiya Miyamoto ［第1講］

聖マリアンナ医科大学大学病院統合失調症治療センター・センター長、同大学神経精神科学准教授、同大学病院神経精神科副部長。1990年山口大学医学部卒業、米国ノースカロライナ大学精神科リサーチフェローを経て、現職。

編著書
『こころの治療薬ハンドブック 第8版』（共編／星和書店［2012］）、『新薬開発』（分担執筆／技術情報協会［2012］）、『気分障害の薬理・生化学 ── うつ病の脳内メカニズム研究』（分担執筆／医薬ジャーナル社［2012］）、『服薬支援とケアプランに活かす 非定型抗精神病薬Q&A』（分担執筆／医学書院［2012］）、『ガイドライン外来診療2012』（分担執筆／日経メディカル開発［2012］）、『抗精神病薬完全マスター』（分担執筆／医学書院［2012］）、『今日の治療指針 ── 私はこう治療している』（分担執筆／医学書院［2012］）ほか。

加藤忠史 Tadafumi Kato ［第3講］

理化学研究所脳科学総合研究センター精神疾患動態研究チーム・シニアチームリーダー。1988年東京大学医学部卒業、滋賀医科大学精神医学講座助手、東京大学医学部附属病院講師を経て、現職。

編著書
『躁うつ病とつきあう 第3版』（単著／日本評論社［2013］）、『双極性障害 第2版 ── 病態の理解から治療戦略まで』（単著／医学書院［2011］）、『うつ病の脳科学 ── 精神科医療の未来を切り拓くよ』（単著／幻冬舎［2009］）、『双極性障害 ── 躁うつ病への対処と治療』（単著／筑摩書房［2009］）、『躁うつ病はここまでわかった 第2版 ── 患者・家族のための双極性障害ガイド』（編著／日本評論社［2012］）、『「双極性障害」ってどんな病気？── 「躁うつ病」への正しい理解と治療法』（監修／大和出版［2012］）ほか。

中川敦夫 Atsuo Nakagawa ［第4講］

慶應義塾大学医学部クリニカルリサーチセンター特任講師。慶應義塾大学医学部卒業、2004年米国コロンビア大学医学部精神科学教室（Division of Neuroscience）にResearch Fellowとして留学（Professor J. John Mann）、2010年慶應義塾大学大学院医学研究科精神医学専攻博士課程修了、2010年独立行政法人国立精神・神経医療研究センタートランスレーショナルメディカルセンター臨床研究支援室を経て、2011年独立行政法人国立精神・神経医療研究センタートランスレーショナルメディカルセンター臨床研究教育

研修室長，同センター認知行動療法センター認知行動療法研究室長。2013年より現職。

訳書
『ロンドン大学精神医学研究所に学ぶ精神科臨床試験の実践』（共訳／医学書院［2011］）ほか。

田ヶ谷浩邦 Hirokuni Tagaya ［第5講］

北里大学医療衛生学部健康科学科精神保健学教授。1989年東京医科歯科大学医学部医学科卒業，1990年東京医科歯科大学神経精神医学教室専攻生，1995年マックス・プランク臨床精神医学研究所研究員，1999年国立精神・神経センター併任研究員，2000年東京都多摩老人医療センター精神科医長，2001年国立精神・神経センター精神保健研究所精神機能研究室長，2007年国立精神・神経センター武蔵病院生理検査室医長を経て，現職。

著書
『眠れないお年寄りへのケア』（単著／中央法規出版［2006］），『プライマリ・ケア医のための睡眠障害──スクリーニングと治療・連携』（共著／南山堂［2012］），『睡眠障害診療マニュアル』（分担執筆／ライフ・サイエンス［2003］），『臨床医のための睡眠・覚醒ハンドブック』（分担執筆／メディカルレビュー社［2002］），『睡眠障害の対応と治療ガイドライン』（分担執筆／じほう［2002］）ほか。

岡田　俊 Takashi Okada ［第6講］

名古屋大学医学部附属病院親と子どもの心療科准教授。京都大学博士（医学）。1997年京都大学医学部医学科卒業，同附属病院精神科神経科に入局。医療法人光愛会光愛病院での勤務を経て，2000年京都大学大学院医学研究科脳病態生理学講座（精神医学）博士課程入学。翌年中退後，同助教，講師を経て，2011年名古屋大学医学部附属病院親と子どもの心療科講師。2013年より現職。

著書
『もしかして，うちの子，発達障害かも!?』（単著／PHP研究所［2009］），『発達障害のある子と家族のためのサポートBOOK』（単著／ナツメ社［2012］），『ADHDの薬物療法と心理社会的治療』（共著／星和書店［2011］），『わかりやすい子どもの精神科薬物療法ガイドブック』（共訳／星和書店［2006］），『TEXT精神医学 改訂第4版』（共著／南山堂［2012］），『現代児童青年精神医学 改訂第2版』（共著／永井書店［2012］）ほか。

遠藤史人 Fumito Endo ［第7講］

理化学研究所脳科学総合研究センター運動ニューロン変性研究チーム・リサーチアソシエイト，日本神経学会神経内科専門医。2004年東北大学医学部医学科卒業，2006年より国立精神・神経医療研究センター病院神経内科レジデント，2009年東北大学大学院医学系研究科入学，翌年より理研にてALS研究に従事し，現在に至る。

市川　暁 Satoru Ichikawa ［第7講］

2010年国立精神・神経医療研究センター病院薬剤師。2005年城西大学薬学部卒業，2007年北里大学大学院薬学研究科修士課程修了。

著書
『最新医学別冊 新しい診断と治療のABC74──てんかん』（共著／最新医学社［2012］）

渡邉雅子 Masako Watanabe ［第7講］

1985年静岡てんかん・神経医療センター精神科医長，2006年国立精神・神経医療研究センター病院精神科医長。日本てんかん学会理事・てんかん専門医。

著書
『てんかん診療のクリニカルクエスチョン』（共著／診断と治療社［2009］）

下田哲也 Tetsuya Shimoda ［第8講］

下田医院院長。1982年自治医科大学医学部卒業。都立墨東病院にて臨床研修，利島村診療所や母島診療所にて勤務，都立墨東病院および老人医療センターにて精神科臨床に従事，1993年都立豊島病院東洋医学科主任，1995年下田医院（内科・精神科・漢方全科）開業を経て，現職。

著書
『医者とハサミは使いよう』（単著／コモンズ［2002］），『漢方の診察室』（単著／平凡社［2003］）ほか。

研修医・コメディカルのための
精神疾患の薬物療法講義

初　刷		2013 年 6 月 10 日
4 刷		2020 年 2 月 20 日
編　者		功刀　浩
発行者		立石正信
発行所		株式会社 金剛出版（〒112-0005 東京都文京区水道 1-5-16）
		電話 03-3815-6661　振替 00120-6-34848
装　幀		吉田朋史（東京ピストル）
組　版		石倉康次
印刷・製本		新津印刷

ISBN978-4-7724-1315-2　C3047　©2013　Printed in Japan

■ 好評既刊

精神疾患の脳科学講義

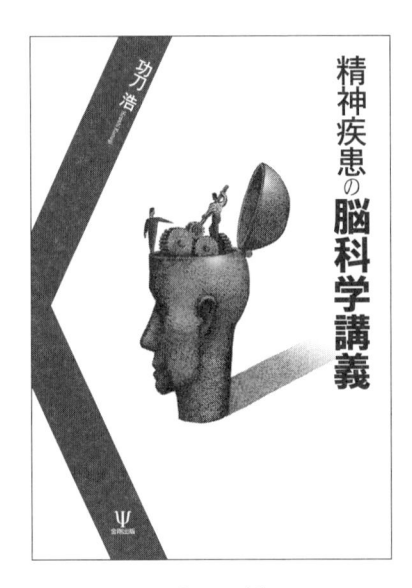

［著］功刀 浩
A5判 並製 208頁 3,000円＋税

統合失調症，うつ病，ストレス，
トラウマの脳科学から「精神栄養学」まで
最新研究を交じえて論述する。

医学・脳科学"非"専門学のための
入門脳科学講義！

http://kongoshuppan.co.jp/index.html